水晶寶石應用全書

收錄超過 200 種寶石介紹，
超過 600 種應用技巧，
解讀礦石中的占星知識
與療癒能量

UNLOCKING THE SUPERNATURAL POWER OF STONE

THE MAGIC OF
CRYSTALS AND GEMS

塞里德文・格林利夫 Cerridwen Greenleaf ——— 作　梵妮莎 ——— 譯

Acknowledgements

致 謝

我首先要感謝我的家人,尤其是我的母親海倫和阿姨伊迪絲,他們從那些跌跌撞撞的日子直到現在一直指導我,教會我尋求知識並分享對學習的熱愛。

也要感謝我的特別朋友瓦爾德・席德斯(Wild Siders)、莉莉安・克里斯(Lillian Crist)和雪若・夏洛克(Sheryl Schlocker),他們在我寫這本書時帶給我食物、占星更新和支持,沒有你們我做不到!還要永遠感謝南西・費許(Nancy Fish),她是傑出的文字匠師!

最後,我很榮幸能與之共事的芭芭拉・沃克(Barbara Walker)豐富了我對石頭、水晶和寶石魔力的思考,還有星鷹(Starhawk)、女祭司Z布達佩斯、學者路易莎・泰許(Luisah Teish)以及身兼偉大的魔術師、寶石學家及作者身分的史考特・康寧罕(Scott Cunningham),他是我水晶魔法路途上的導師。

Foreword

前 言

寶石長久以來以神奇和美麗而聞名。在這本《水晶寶石應用全書》中，療癒師可以了解有關寶石力量的一切知識，從誕生石魔法到寶石占卜、再到珠寶咒語。

這是一本經過深入研究且具有啟發性的書，由一位很高興能透過水晶和寶石的知識與用途進行指導的作家所撰寫。本書是名副其實的財富寶庫，將吸引所有佩戴過誕生石、親吻過愛人的戒指以求好運或購買過水晶以獲得好能量的人。《水晶寶石應用全書》提供了針對占卜、療癒和許多其他問題的法術。每個對大自然神奇禮物感興趣的人，書架上都應該有這本書。

史考特・康寧罕

Introduction

介 紹

閃閃發光的洞穴

歡迎來到寶石和水晶的奇妙世界！我們將一起探索這個神奇的領域，你會發現哪些石頭最適合自己。有些石頭會為生活帶來愛；有些寶石會療癒身體並帶來幸福感；還有一些將幫助你深入了解個人創造力。

關於這本書的架構，你可以在第一部分了解如何、何時及為何要在日常生活中應用水晶的力量；第二部分是名副其實的寶石知識百科全書，解釋每顆寶石和水晶的個別特質。我會在整個過程中提供一些提示和趣聞，以輕鬆、即時地利用礦物打造魔法。你還會學到如何製作自己的珠寶並打造自己的「力量工具」——魔杖、護身符、靈擺和各種類型的魔法。

寶石能全面改善你的生活，我長久以來一直受惠於此。寶石伴我度過心痛時刻，並幫我找到全新且真實的愛；寶石幫我找到工作，並在生活中獲得富足和興盛；水晶也見證我度過危及生命的健康危機，並讓我的醫生、朋友和家人對我看似奇蹟般的復原嘖嘖稱奇。這是一個奇蹟嗎？也許。是魔法嗎？很有可能。對我來說，水晶和寶石魔法是不可否認的存在。

PART ONE
Working with Gemstones

第一部分 ｜ 使用寶石

第一章

寶石、水晶和石頭的
光輝與美好

我 從小就愛上各種顏色的岩石和水晶，還在聖誕節要了一個岩石打磨拋光器，我很快就開始幫我的姐妹、母親和自己製作一些非常低成本的珠寶飾品。即便記憶中它們有點凌亂粗糙，但每個人都對我黏在簡陋手鐲、戒指和項鍊上閃亮光滑的石頭讚不絕口。身為2月出生的孩子，我很高興自己可以如此容易買到自己的誕生石紫水晶，而我姊姊瑪莎則有點失望，因為我無法給她屬於她的4月誕生石──鑽石！我媽媽很喜歡我送給她的橄欖石禮物，到現在仍會戴那個我在一片小葉子上黏了一顆拋光小橄欖石的墜飾。

我在孩提時期也喜歡在森林裡漫步，形狀或顏色漂亮的岩石常常會吸引我的目光，當我從梭羅式（Thoreau-esque）[1]的漫遊回到家時，口袋通常是滿的。我在11歲讀了J.R.R.托爾金的《哈比人歷險記》，然後立即著迷於《魔戒》。托爾金深知水晶和寶石的力量，並為它們的傳奇與傳說做出了巨大貢獻。我還記得自己曾充滿羨慕地閱讀描述矮人閃閃發光洞穴和寶庫的篇章。對我來說，魔戒的邪惡並不神祕，它只是一個上面以精靈文字刻著魔多（Mordor）語言的一個金屬環，根本沒有石頭，而英勇的愛隆、甘道夫、凱蘭崔爾和亞拉岡的戒指都配有美麗石頭。難道石頭和寶石是善的、而且擁有幫助戰勝邪惡的力量嗎？沒錯，我完全理解這點。即便是富麗堂皇且極具娛樂性的電影版本中，石頭也在史詩三部曲扮演主角。我特別喜歡甘道夫和夥伴進入摩里亞礦井時，在自己的巫師杖上鑲入一顆大石英照明，最墮落的炎魔證明這裡完全是個萬惡深淵。噢，還有那可愛又神祕的真知晶球（palantir），我只能猜想它是顆超能水晶球。多麼令人高興──我

---

[1] Henry David Thoreau，美國作家，著有散文集《湖濱散記》等書，倡導結合自然和文化的田園生活。

很開心有成千上萬的人正以這種方式了解石頭至高無上的地位。我也必須承認，當《魔戒》系列首飾問世時，我忍不住訂購了一個精靈力量戒指，上面嵌了一顆可愛的藍色石頭。

長大後，我很幸運得到伊迪絲阿姨的指導，她是我叔叔愛迪生的第二任妻子。伊迪絲阿姨將我收在羽翼之下，教我很多東西。我在《女巫佳釀：絕佳咒語》（Witch's Brew Good Spells）系列書籍中多次提到伊迪絲阿姨以及我對她的感謝。她教導我植物及其在烹飪和治療中的用途、關於樹木的知識以及如何藉由樹皮和葉子辨識每一棵樹。她還教我關於天上星星和星座的知識，為我們後來深入研究的占星術做了完美的準備。謝天謝地，她也教我關於岩石、寶石和水晶的知識。

她和愛迪生叔叔遊歷全國，從前我覺得他們的生活比我的更迷人、充滿冒險。我知道他們的孩子現在已經長大離家，他們只是會在閒暇時間開車環遊北美。但即便是開車，他們無論到哪裡都會收集一塊石頭，並自豪地展示在家中。想當然爾，每塊岩石對伊迪絲阿姨來說都有一個故事。我記得那些來自黃石公園的條紋板岩和一些來自魔鬼塔的花崗岩，但是當他們去南卡羅來納州並帶著一些充滿渲染但非常綠的祖母綠回來時，這段經歷實在太令人著迷了：你可以挖土或爬上一座山，然後敲下大塊的寶石！對我來說，奇石採集聽起來美好到令人難以置信，我本來已經準備跳上他們的旅行車、和他們一起上路，手拿錘子，充滿展望。但因為當時我還沒上初中，因而不被允許陪伴心愛的伊迪絲阿姨和愛迪生叔叔，但我知道我們本來成名在望，無盡財富是有機會屬於我們的。

伊迪絲阿姨用我現在才懂的方式指導我。當我對某事表現出額外興趣時，她鼓勵我盡可能多去閱讀、探索和學習。她立刻發現我是水晶狂熱份子，就充滿耐心地帶著我了解岩石、水晶和寶石的奧祕。我從她那裡了解到，即使是最早的人類也利用了水晶的獨特性。例如琥珀，我最喜歡的寶石之一：當石器時代的人們發現堅硬的樹脂沉積物時，可能就用它來當作第一種裝飾用的石頭，我們可以在項鍊、腰帶和小包上找到許多粗糙的圓珠子。在許多考古學家和人類學家發現的遺址中，有各種珍貴的琥珀、工具與薩滿、巫師和統治者的遺骸埋在一起。自人類誕生之日起，琥珀就被認為具療癒作用，這個信念一直伴隨著我們直到今天，還有多種常常製成粉末並作為口服藥物的寶石。當我們追溯到新石器時代的沉積物，可以看出黑曜石是另一種早期就被用於裝飾的石頭。而且，第一批人類還拋光煤玉，將它的閃亮表面當作鏡子使用。透過這面鏡子，我們不僅可以看到現在，還可以看到未來。

埃及人可能是最了解水晶力量的人，甚至在大金字塔的基石中也使用水晶。他們利用寶石作為保護、力量、智慧和對生者與死者的紀念品。在埃及人的葬禮，墓室裡選用合適的石頭（青金石、黑曜石、綠松石、石英和紅玉髓）是儀式中非常重要的一部分。每塊石頭都有完成儀式的必要特定用途，例如：紅玉髓具備將死者靈魂運送到另一邊的能力。人們會為了獲得這些珍貴而美麗的岩石而到遠方各地旅行。

水晶和寶石的力量

寶石的力量到底是從何而來？它們都具有晶體結構，可以收集、儲存和釋放電磁能，類似於今日普通電池的概念。

透過實驗，科學家和工程師發現晶體會在附近積累和集中任何能給予能量場的能量。此外，他們還發現，擠壓晶體就會釋放晶體內部的能量，光也會在晶體壓縮過程中被釋放。雖然這是無窮小的膨脹，但會發出電子，然後被晶體重新吸收，從而產生能量。我們可以簡單透過摩擦或加熱晶體後感覺到明顯靜電變化來發現這一點，這被稱為壓電效應。如果仍不了解這種效應的力量，你只需要知道——它是造成地震的原因之一。

石英是當今科學和靈性領域最常用的水晶，可能是所有寶石中最普遍的，可以在地球的每一片土地上找到。世界上第一個無線電廣播中使用了一般石英，並讓帶來電腦革命的芯片得以啟動。石英毫不意外地成為第一種透過人工合成製造的水晶，人造水晶在今日廣泛用於我們的手錶、電腦和其他電子設備。

石英由矽和氧組成，它們與構成這個星球的基礎礦物質相同。二氧化矽（SO2）是構成地球地質構成的基石，也存在我們體內，這可以解釋為什麼我們的身體和水晶之間存在自然吸引力。

技巧和竅門：夢想水晶

湯瑪士·愛迪生一直隨身攜帶石英水晶，並稱這些石英為他的夢想水晶，相信水晶激發了他的想法和發明。文學傳奇人物喬治桑和威廉·巴特勒·葉慈也仰賴水晶激發他們的創造力。

累積的資料顯示石英在某些治療技術中的效用，例如脈輪療法、穴位按摩和光線療法，我們將在後續篇章深入討論，但是用水晶促進療癒最簡單方法就是佩戴它們。

石英可以是巨大的六邊形石頭，也可以是小到只有顯微鏡才能看到的晶體。它可以成簇或單獨出現，也能以彩虹的每個色調呈現。石英絢麗多變的色調來自現今可以透過科技改變的靜電能量，然而，我更喜歡大地之母提供的簡約美。

石英是最大的水晶家族，我們應該為此充滿感激之情，因為它是非常強大的療癒物。此外，它更是人體的能量調節器，影響著圍繞所有生物氣場或能量場的振動。

定義水晶類別

首先，讓我們解釋一下不同的類別：寶石和半寶石、水晶和石頭。我們將從最廣泛的類別開始：石頭。石頭包含了所有類別，蘊含強大魔

力，並能將最好的能量帶給你。我總是在路上尋找漂亮的石頭或不尋常的形狀或顏色。事實上，我的車裡有一個移動聖壇，經常透過迷人的岩石增強它的能力。我總會注意到朋友和乘客會忍不住拿起它們，充滿喜愛地摩擦它們光滑的表面。也許有一天，我會在路上找到一顆鑽石原石！

石頭在幾個世紀以來一直備受關注。原始民族可能是出於好奇而撿起石頭，透過反覆試驗發現哪些石頭經得起時間的考驗，更適合作為工具。毫無疑問，他們也注意到有些石頭能透過拋光出現漂亮的光澤。

石頭的主要成分是礦物質，可以定義為具有化學成分和內部原子結構的天然無機物質（通常是如此）。因此，鑽石在許多奇石採集者的眼中是最珍貴的，它是一種石頭，也是一種結構非常簡單的元素晶體——碳。石英是一種非常常見且價格親民的石頭，通常被稱為石英水晶，由矽和氧兩種元素組成。水晶之所以如此此定義是因為它們的內部繞射模式——也就是它們留住和反射光的方式。岩石可以被定義為礦物顆粒或玻璃的天然固態化合物，或兩者的綜合體。

寶石和半寶石有什麼區別？簡單區別方法是：只有那些最稀有昂貴的寶石才被歸類為珍貴的，祖母綠、紅寶石、藍寶石和鑽石屬於這一個主要分類，剩下的都是半寶石，例如蛋白石、紫水晶和血玉髓。寶石是非常有價值的特殊礦物，會根據硬度、顏色和光澤進行評級。寶石因其品質而備受珍視；它們通常更清透、更稀有、極其美麗。

有些「規則」甚至可以追溯到數千年前，有許多悠久的傳統和民間故事都是圍繞在對寶石、石頭和水晶的迷戀，它們就是如此耀眼。想想看──它們不僅看起來討喜，可以用來裝飾自己，還具備帶來愛、健康、幸福、富饒和平靜心靈的特性。

礦物的奧祕

本書中討論的每種寶石、礦物、水晶和石頭都有其獨特的性質。請以這種方式理解它們：我們有多種美麗且神聖的石頭可供選擇，可用以療癒和進化人生，每顆寶石都有自己與生俱來的神聖質地。依據它們所釋放的能量、與我們微妙的能量場或光環相互作用的方式，它們都是獨一無二，就像沒有兩個完全相同的指紋或雪花，每個水晶都是完全獨特的，在自然界也不會重複。人造水晶則完全相同，因此降低了它們的吸引力和療癒效果，至少依我的所見是如此。

在大自然中發現的水晶充滿了周圍礦物和岩石的特殊質地。地質學家喜歡將晶體的不同顏色解釋為化學雜質，雖然很可能確實是如此，但我更喜歡將晶體顏色的發展比喻為釀造葡萄酒，其中的土質、甚至鄰近的樹木、植物、陽光和雨水都會影響葡萄和由此誕生的佳釀。因此，寶石有其調性，就像香水、葡萄酒甚至音樂一樣。真正有天賦的寶石學家可以區分這些微妙的差異，尤其是振動音色。

用水晶和寶石創造魔法

寶石是強大的工具，可以為你鋪一條通往更美好生活的道路。將寶石、石頭和水晶當作護身符、符號、幸運符和珠寶的歷史十分悠久，這些琳琅滿目的石頭真的可以在很多面向豐富你的生活。在下一章中，你將學習如何製作自己的魔法寶石和水晶首飾，以及如何利用超自然力量為你已經擁有的寶石充電。

你想得到一份新工作嗎？翡翠首飾魔法可以解決問題！想克服心碎嗎？鳳凰石心之療癒咒語可以撫慰你的靈魂。你是一位文思枯竭的作家嗎？你需要的正是創意水晶咒語。

你可以透過練習水晶和寶石魔法，幫助那些放置在你家周圍重要位置的寶石和雕像加速啟發積極振動。利用我所謂的「水晶風水」，就能將水晶、晶洞或有特色形狀的岩石放在家中適當位置以促進變化。例如，紫水晶能療癒並釋放任何執著的負面能量；黃水晶簇會激發富足和創造力振動。

所以，如果你想引導更多的金錢到你家或辦公室，請在辦公桌的左邊放一大塊黃水晶，錢就會開始流動！如果有一個採光不佳、陰森森的走廊，或是感覺家裡、辦公室的某個區域能量非常死寂或低靡，請在那裡放置一顆黑曜石球，可以放在基座上，用來吸收這種負面能量；如果你想讓臥室成為一個充滿幸福和無條件愛的地方，粉晶可以營造

出這種至關重要的氛圍。

水晶魔法還涉及色彩魔法和咒語創造，本書將深入介紹這些主題。借助水晶魔法，你將學會利用大大小小的方式改善生活，發現一些對你來說很特別的寶石，以及如何充分利用這些誕生石和業力水晶；你將學習水晶咒語及配合石頭施法的巫術，以及如何進行水晶療癒和每日祈願福祉的方式。最後，你將能全面掌握每個寶石和水晶的歷史、知識、以及使用方式。

幾千年來，在儀式、咒語和誓言中使用寶石和水晶一直是人類經驗的一部分。透過這種做法融入生活，就能創造一股正能量，使你改善工作、家庭、愛情和生活其他部分。

沒錯，透過寶石的魔力，一切皆有可能。再次歡迎你來到這個閃閃發光的神奇領域，在這片天空下開始一段特殊的旅程，在這裡，每顆星星都是你可以許願的寶石！

技巧和竅門：結晶催化劑

如果你正在閱讀本書，這是一個好兆頭，代表你希望生活出現正面積極的改變。水晶和寶石將是強大工具，幫助你創造出值得一試、充滿冒險的新方向。有些水晶是革命性的岩石——它們可以現在就為你的生活帶來新變化。

月光石會刺激所有感官、瑪瑙有助於自我控制、橄欖石可以平衡物理能量、藍寶石能激勵人心、粉晶有助於克服壞習慣、血玉髓能排除情緒障礙、亞歷山大石則會促進對生活的熱愛……

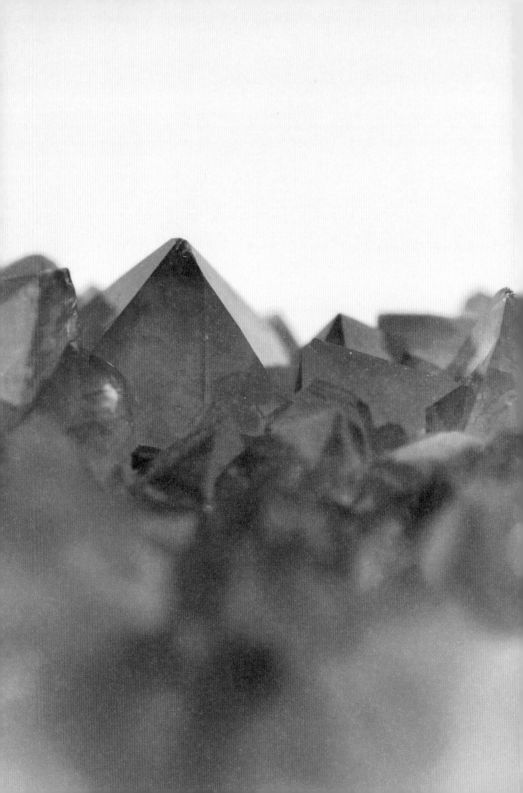

第二章

寶石與珠寶的魔法

水晶魔法是我們在諸神領域中發揮作用的地方，祂們賜予我們這些難以想像的瑰寶。我們可以用寶石裝飾自己，也可以透過寶石魔法來引導寶石蘊含的內在能量。你將在本章節發現珍貴的礦物和金屬，並學習相關技能開始成為一名寶石魔法師。一旦動身，你的首飾盒就可以成為裝滿魔力的寶箱。紫水晶耳環可以成為直覺助力，幫助你在工作中更進一步；黃水晶項鍊可以喚醒內在的認識，幫助你更完整地獲得女神賦予的智慧；來自祖母的古董紅寶石戒指可以成為吸引愛情走進生活中的燈塔。讓我們開始吧！

寶石和半寶石

寶石因其絕佳的耐久度和不朽的美麗而備受重視。寶石的種類相當廣泛，但美國貿易委員會僅將祖母綠、天然紅寶石、鑽石和藍寶石列為珍貴寶石。根據當局準則，其他全都被認為是半寶石，這個定義對我來說似乎有點受限，但仍是經驗法則。如果是沒有瑕疵且呈完美深紅色的紅寶石，它就是所有寶石中最有價值、也最不容易獲得的。祖母綠是其次，也許令人訝異，但鑽石在這三者中敬陪末座。有趣的是，古埃及人其實更看重半寶石，他們對各種寶石進行大量研究，關於這些神聖寶石最早的文字記錄可追溯至公元前1,500年的紙莎草紙。

寶石在歷史人物的生活中扮演令人著迷的重要角色，從煉金術士到聖經學者都是如此。當然，著名的賢者之石據稱是一顆具有巨大力量和寓意的寶石。從寶石學說可以得知，一塊石頭也能擁有讓生命

陷入混亂的力量。瑪麗‧安東妮（Marie Antoinette）因鑽石項鍊失竊引起公眾強烈抗議而丟了腦袋；所有曾擁有藍色希望鑽石（Hope diamond）的人要不是早夭、就是破產，直到這顆鑽石被捐贈給史密森學會。

關注這些例子時，你只需要瞭解石頭會攜帶能量，如果它們是贓物或用不正當的方式取得，依附在石頭上的能量會對擁有者和佩戴者產生很大的影響。當你使用石頭力量時，必須正大光明。話雖如此，擁有和使用寶石的樂趣可以無窮大。寶石可以裝飾你的手、讓你更聰明；寶石能量墜飾可以讓你敞開心扉去愛，給你帶來前所未有的幸福；寶石的力量可以療癒你的身體並淨化思緒。

技巧和竅門：精靈燧石

燧石深受精靈的青睞。如果你想站在溫和良善的那端，請隨時攜帶燧石，它們會善盡職責，而且不會干涉你。之後再也不會遺失車鑰匙或把錢包放在錯的地方了。

神奇珠寶

其中一種能充分利用寶石和水晶力量的奇妙方式是將它們當作珠寶佩戴。更好的方法是，你可以通過充電使擁有的珠寶變得神奇——賦予它意圖、目的和力量。此外，你也能製作自己的魔法珠寶，這可能是

所有珠寶中最有力量的選擇，將自己的願望牢記於心，透過每一顆寶石，一步一步地將你的魔法組合在一起。

當你佩戴寶石時不僅是在裝飾自己，更是在體驗寶石與自己能量系統的相互作用。本書很大一部分會專注於解釋每種水晶、寶石以及一些稀有岩石的能量，因此你必須通讀敘述，以確定哪種寶石最適合你。然而，我要在此特別提醒，這無法全數套用，有些可能會與你的個人能量發生衝突。請仔細考慮你希望在生活中看到哪些具建設性的變化，或者你希望自己進一步發展哪些優良特質。

例如，我想變得更有條理，那我就會買一些天青石。當然，要變得有條理就必須放手和擺脫某些事物，這對我來說是一個大問題。就像我每個朋友都會跟你說的那樣，我對紙張有狂熱，在我的北灘區小屋裡擺滿了雜誌、期刊和書、書、書！但是，我真的覺得有必要整理我的生活並簡化它──多一點禪風。因此，我必須用天青石的力量來組織，然後利用鋰雲母放手！另外，我從來沒有真正擁有過任何玉，但最近我覺得自己需要這塊石頭的接地和穩定功用。此外，我需要更注意自己的經濟狀況，必須更有效儲蓄並規劃安定的未來藍圖，這樣當我在90歲時就不需要為了討生活而在街上為人解讀塔羅牌！因此，當我走在舊金山的唐人街時，一直對不同的玉產生興趣。我相信你也曾感受這樣的吸引力與衝動，這通常是潛意識對你所需能量的隱微驅策。傾聽那些內心的聲音，你會一次又一次地獲益。

用魔法為你的珠寶充電

充電能讓寶石或水晶充滿你的意念。為珠寶充電後，你就可以藉由它來施咒，也能隨時運用寶石中的魔力來改善磁場。如要祈求自己最真誠的願望時，請使用富含能量的精油蠟燭進行塗油禮。也許它是玫瑰石，對我而言或許琥珀最適合。首先，請點燃蠟燭並凝視火焰，然後將這件珠寶放在蠟燭前，大聲唸出：「在這件珠寶中，我注入了我的精華和這個福地的力量。這顆擁有絕佳色調的寶石會一直充電，直到我的魔法貫徹其中。如我所言！」

透過話語你可以將願望刻入蠟燭的蠟中，進一步賦予珠寶力量，然後在每次燃燒蠟燭時，將寶石放在它前面並認真祈願。

如要讓你所有的珠寶得到魔力，那你必須打造一個聖壇。藉由寶石魔法聖壇聚焦希望和夢想，讓水晶和寶石魔法進入生活。如果你已經擁有一個聖壇，請加入以下元素。使用聖壇的次數愈多，你的魔法就愈強大。

寶石魔法聖壇可以是一張矮桌、箱子的頂部，甚至是一個架子。首先，你必須用鼠尾草的煙霧淨化空間。這稱為煙燻保護，對於清除能量、為魔法開路至關重要。你可以使用野生鼠尾草，或在任何藥草商店或身心靈小店購買鼠尾草。

一旦完成空間煙燻保護後，請用你最喜歡的織品覆蓋你的聖壇；我會推薦白色織品。在每個角落放一根蠟燭，我偏好用多種顏色的蠟燭來代表寶石的彩虹光芒。請在蠟燭周圍放置你所選定的寶石和水晶：粉晶是一種心石，而螢石是一種平靜的水晶，這些都是讓自己接地的好選擇，特別是如果你的聖壇是位在臥室裡，可以多放一些！在聖壇上添加鮮花、你喜歡聞的薰香以及任何對你有特殊意義的物品。有些人會放他們在路上或海灘發現的可愛貝殼或羽毛，另一些人則使用特別圖案——女神雕像或星形。最重要的一點是，你的聖壇要讓你的眼睛和情感覺得愉悅，應該要覺得它代表了你身為人最深的層面。

理想情況下，請在新月時刻為聖壇給予祝福。點上蠟燭和薰香，大聲說：

「這裡燃燒著我的幸福祈禱，

豐盈的和平與和諧，

我的幸福環繞在此。

寶石和珠寶——這些地球的骨幹，帶來的愛、繁榮、健康和歡樂，

願直至永恆。

快樂就是光，

讓我心燃燒光亮。

祝福讚揚！」

完成上述動作，便可使聖壇神聖化，它將隨時放鬆你的靈魂，成為你的動力源泉。聖壇將你與地球相連，你和所有寶石、水晶都是地球的一部分，聖壇會將你與當前已進入你生活的水晶魔法聯繫起來。當你想為石頭或珠寶增添一絲魔力或超自然光彩時，你能夠將其放在聖壇上七天。然後在第七天戴上首飾，吸引你遇到的每一個人。請記住，你的清晰度和專注度將反映在珠寶的力量上。現在，享受你的神聖寶石吧！

珠寶的語言

稍微思考一下要如何、在什麼場合佩戴水晶和寶石首飾，這可以大大強化你的健康和幸福。你身體的左半邊是最敏感的，也可說是感性的那側；右半邊則是行動的那側。訊息和能量可以更快地流入左半邊，因此可以藉由在左半邊佩戴水晶作為能量守衛，保護自己。佩戴在身體右側的珠寶則對工作、生產力和成功有幫助。

項鍊、墜飾和頸圈

也許你想成為更好的溝通者、歌手或只是想更自在地表達自己，而阻塞的喉輪會導致感覺和想法阻塞，在這種情況下，你需要專注在開啟喉輪，而項鍊或頸圈可以達到這個目的。一串珍珠不僅看起來雋永優雅，還能提升你的自尊和社交能力。針對這個目標，最好的金屬選擇是銀、銅和金。請避開鋁，因為它被認為對健康存有風險。

耳環

你可以戴一個金耳環和一個銀耳環來幫助擺脫頭痛的不適。耳環曾經是用來保護耳朵免於潛在疾病和聽到壞消息的飾品，它們還被認為可以幫助弱視，尤其是鑲嵌祖母綠的耳環。耳環有助於平衡大腦左右半球、穩定喉輪。耳垂是身體的感官中心，經常能從寶石或水晶的刺激得到好處。玉和虎眼石有提神醒腦的功效，這兩種耳環常常讓你感覺良好。藍寶石會帶給你更高的智慧；然而，青金石和蛋白石製成的耳環則可能會過度刺激，所以請仔細觀察，看看你的身體對它們的反應，有些人把這兩種石頭放在身體上時會感到頭暈目眩。孔雀石耳環會太過刺激靈性，除非你想沉浸在深情或夢幻般的遐想中，否則請不要配戴它們。你可以選擇石榴石，石榴石耳環會增加你的知名度。這裡有一個可能會引起珠寶店人滿為患的小提醒：粉晶對皮膚很好，甚至可以延緩衰老！

鏈條

鏈條代表人與人之間的聯繫，是將你與他人聯繫在一起的紐帶。關於鏈條的其他魔法聯想是幸福和正義，禱告、理性與靈魂，溝通和指揮。柏拉圖提到了一條存在巨鍊（chain of being），這是一條連接天地的金鍊，也是人與神之間的紐帶。蘇格拉底用一條由鋼鐵與鑽石組成的鏈條將人類幸福與正義的概念聯繫起來。亞略巴古的偽狄奧尼修斯（Pseudo-Dionysius the Areopagite）將祈禱比喻為一條從地球連接天堂的無限發光鏈條，一條星光繩，形同金鍊，將精神與心靈相連，將理性與靈魂相連。

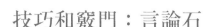

技巧和竅門：言論石

如果你是一名歌手或演講者、或者只是希望改善表達自我的方式，請將配戴有這些寶石的頸圈或項鍊，可看到顯著改善：琥珀、紫水晶、海水藍寶、藍銅礦、藍色黑曜石、藍色托帕石、藍色碧璽、鋰紫玉、鋰雲母和綠松石。

戒指

戒指代表永恆、合意、輪迴、安全、聯合、力量和能量，並象徵著環形的永恆——宇宙。佩戴戒指被認為可以藉由其沒有斷口的封閉性來幫助抵禦任何形式的惡意——沒有任何東西能偷溜進來。戒指也能將你與石頭的能量結合在一起。在夢境心理學中，戒指代表你渴望調和你真實內在與外顯個性衝突的部分；它代表你想成為一個完整的整體，這是自我實現的第一步。如果你想加深友誼，請與朋友交換琥珀戒指，將你們永遠連結在一起。美洲原住民為什麼要配戴綠松石戒指？他們知道這是一種守護石；當它製成戒指時會有雙倍力量。

佩戴戒指時，請確保寶石的底座是敞開的，以讓寶石與皮膚間有更好的連結。請在左手佩戴能夠喚醒和釋放情緒的戒指寶石，在右手佩戴能夠提升事業和個人生活目標的寶石。我知道配戴拇指戒已然成為潮流，但你應該知道的是，它們會阻礙拇指的能量，更糟糕的是，這還會引出自負和自私。

你的食指是成就的指標，在食指上佩戴合適的寶石可以實際幫助你為夢想而奮鬥；針對智慧，請佩戴青金石；針對更愛自己和他人，請嘗試珍珠、月光石或石榴石；針對成功，請佩戴紅玉髓；如果想要擁有寧靜心靈和更大的平靜，請佩戴矽孔雀玉髓或綠松石。

中指代表的是想法、洞察力和直覺；左手代表接受想法，右手代表生活中的行動和成就。只有在你想從周圍世界獲得大量靈性輸入時，才把寶石戴在中指上。請佩戴紫水晶以獲得更高的靈敏度和創造力；如果想喚醒內在美和外在美，請佩戴紅寶石；如果想要連接至善並了解人生目標，請佩戴藍寶石或白水晶。

無名指與創造力有關。當然，左手無名指是你的愛情中心，也是與心的直接連結。如果想要建立深厚而忠誠的愛情關係，請佩戴鑽石；佩戴月光石可以表達愛；如果想要激發創造力，請佩戴祖母綠；如果想要實現創意目標，請佩戴虎眼石或貓眼石；針對工作和藝術的實踐性，請佩戴綠松石；針對服務你的社群和世界，請佩戴蛋白石；針對心靈內外的寧靜，請佩戴紅寶石。

小指代表變化，在小指配戴合適的寶石可以幫助你找到並追求新的機會，並改變人生方向。一只尾戒擁有巨大力量！針對更好的組織習慣，請佩戴珍珠；針對放鬆和簡化，請佩戴綠松石；配戴東菱玉可以帶來新的能量和展望。

技巧和竅門：音樂魔杖

如果你的熱情是在創造藝術或音樂、製陶或打造充滿藝術氣息的花園，那麼你是一個富有想像力的人，需要與繆斯女神保持聯繫。每當你感覺滯礙難行或沒有靈感時，請將她召喚到你身邊。你可以製作一個非常特別的工具，用芬芳的煙霧吸引繆斯女神。

你可以在窗台上放一盆耐寒、喜歡陽光的鼠尾草，這樣在任何需要時都能隨手取得。以下是使用這種藥草製作魔杖以獲得即時靈感的簡單方法：將長長的茴香、一束扭成棒狀的鼠尾草和你最喜歡的長薰香棒（例如肉桂或我個人最喜歡的印度線香nag champ）結合在一起。使用紫色（代表權力）和金色（代表金錢）的繩子或線將材料緊緊地編成一根魔杖。在進行任何藝術活動或冥想之前，請用蠟燭點燃魔杖的一端並四處揮動，淨化環境，讓煙霧在此過程中淨化你的思緒。

胸針

胸針象徵著貞節、忠誠和保護。鑲鑽胸針是愛與守護的雙重象徵。

胸針是中世紀愛爾蘭人的服裝首飾，他們用寶石和珍貴的石頭裝飾自己，表明他們是有志氣的戰士種姓一份子。

頭飾

各國國王、王后和皇帝都頭戴王冠絕非偶然。古人希望他們的領袖是睿智的，鑲滿珠寶的皇冠會讓寶石的能量覆蓋在他們的眉上。雖然你可能不想在辦公室佩戴頭飾，但你可以出於雷同的理由佩戴帶有水晶和寶石的髮夾。何不選擇更聰明、更巧妙的裝扮呢？明點（bindis，印度婦女傳統上戴在額頭上的「圓點」）再度成為流行讓我非常高興，因為第三隻眼（一種無形的精神感知器官）上的珠寶會激發直覺和同情心。然而，請適度佩戴明點，以避免耗盡你的直覺中心。

手鐲

我愛手鐲，現在我正戴著東菱玉手鐲，手腕是完美的脈搏點。珊瑚和鮑魚貝這類的有機寶石對能量流動和釋放非常有幫助，綠松石非常適合維持生理的穩定和平靜。

古文化熱愛配戴臂章和袖扣，但除了最浮誇的時尚達人之外，這些已經都過時了。也許我們應該嘗試回歸這種風格，因為寶石和水晶臂章對身體和靈魂都非常有益。

技巧和竅門：一袋幸運石

製作寶石腰帶或腰鍊可能需要花費大量時間和金錢，但在口袋裡放一塊石頭是一種快速而簡單的方法，就能為你的生活帶來改變。如要獲

得新工作，請攜帶碧璽、苔紋瑪瑙、虎眼石或紅玉髓。如果你正在尋找愛情，請將月光石放入口袋。針對金錢，請攜帶綠色的玉。

技巧和竅門：帶來耐性的珍珠

在這個節奏快速的世界中，我們已經習慣即時滿足 —— 高速網路連結、當日送達，我們一心多用直到生命盡頭。請放慢腳步，享受生活，我向你保證這是值得的。這裡有一個放鬆、享受生活小事的簡單快速方法：請佩戴珍珠。珍珠耳環和項鍊是最好的飾品選擇，它們能使頭腦平靜並維持清醒。

腰帶

腰飾珠寶最近大受歡迎，人們正在突破腰帶、配戴肚皮鍊和長鍊這些選擇範圍。寶石腰帶和扣帶可以確實強化生活樂趣，並為你提供更多的體力和健康。綠松石可以接地、瑪瑙能提高能量水準；針對療癒能力，請嘗試血石髓；如果想要讓生命保持平穩，有機寶石家族（貝殼、珊瑚和鮑魚貝）是最佳選擇；如果想要獲得衝勁和動力，請佩戴紅玉髓；為了促進健康和福祉，針對肺部請配戴紅珊瑚；針對心臟請配戴血石髓；在懷孕期間可以配戴月光石。

腳鍊和腳趾環

珠光寶氣的腳和腳踝非常性感，身體這個部位的首飾也有接地和穩定

作用。如果你正在處理焦慮或藥物濫用問題，請在腳踝周圍佩戴紫水晶；如果你感到精力不足，碧玉或白水晶可以派上用場；如果你感到與世隔絕或焦躁不安，粉晶會有所幫助。

技巧和竅門：來自地球的海鹽

你可以將所有珠寶放入一碗海鹽中七天，以確保沒有其他人的能量滲透到這些珠寶中。如果你擁有的是古董或繼承珠寶，這會特別有用。

打造絕妙珠寶

閃耀星辰腳指環

佩戴閃耀星辰腳指環，你的每一步都會一帆風順！你需要44顆小紫水晶珠、76公分的彈性線、2根縫紉針或兩根鋼絲線針以及膠水來製作這枚戒指。當你掌握了製作訣竅，就可以再試一次，改變水晶珠的數量和類型。

從在聖壇為珠子給予祝福開始。接著，將兩根針各穿到彈性線的一端，然後把四顆珠子串到彈性線的中間。將左針穿過右側最後一個珠子。拉緊，形成菱形。接下來，從左邊的線頭串上一顆珠子、在右邊串上兩顆珠子。將左邊的針穿過右邊最後一個珠子，然後拉緊它。重複這些步驟，直到用完所有的珠子。為了讓戒指封閉，請將左針穿過

第一顆珠子的末端，而不是右側的最後一個珠子。拉緊，用雙結將戒指綁好，然後在結上滴一滴膠水。

有注意到大家在你錯身而過時是如何看你的嗎？你令人無法抗拒！

戒指的力量

你可以完全參照上述步驟為自己製作戒指，讓生活更加優雅、減少悲傷。思考生命中的不同領域，然後製作一整套戒指，在這些領域增添一點魔法。

當你研讀本書第二部分的內容時，會挖掘和發現數十種奇妙的寶石可供選擇。想要更有創意嗎？請試試虎眼石；需要找工作嗎？羽毛瑪瑙就是你的選擇；想為愛情生活增添一些活力嗎？亞歷山大石可以帶來很多熱情；情緒低落？黃水晶或煤玉可以摒除黑暗的日子；壓力大嗎？流紋岩可以即刻救援！

寶石魔法大集合

忘掉充滿拋棄式餐具的派對，與你的女性朋友們共同舉辦一場寶石魔法派對吧！爆米花、吃披薩、喝香檳，最重要的是——創造魔法。怎樣能讓這個派對更有趣？你需要做的就是選擇一個合適的夜晚，並為每個人分配兩種元素——點心和一批水晶珠。

你能提供線、工具、膠水和好氣氛。大家一起從製作胸針來開始這個夜晚。戴在心上的胸針是朋友之間忠誠和愛的象徵。你需要在工藝品店購買一些扁平圓形胸針，發給派對中的每個人一個胸針，請她選擇一個對象。請每個女孩都利用膠水在胸針的正面鑲嵌盡可能多的水晶，並選擇最能代表選定對象個性的顏色和排列方式。然後，彼此與各自的對象交換胸針。這群女孩將永遠因愛的胸針有所羈絆，比膠水更有用！

這裡還有一些與節慶相關、有趣的選項，你也能以這些主題進行創作：誕生石手鍊、魅力髮夾、項鍊飾墜、真愛頭飾、祝福手鐲、勇氣髮夾和魅惑之夜項鍊。可能性永無止境；讓你的想像力（和朋友）盡情發揮吧！

神聖七石手鍊

請拿出任何鏈式銀製手鍊，為它增添「魅力」！手鍊可以保護珠寶，而且，它們在我們精緻的手腕上看起來就是那麼神聖，不是嗎？最近流行的是多層次手鍊，但說到寶石魔法，一起佩戴的珠寶首飾可能會彼此抵消，因為它們有相衝突的能量。所以，我建議你單獨佩戴這款手鍊，不要佩戴其他魔法手腕飾品。

你需要7顆鑲嵌在小吊墜上的寶石、1條鏈式銀手鍊、7個彈性環和鉗子來製作這件飾品。你可以很容易地在任何珠寶部門或商店買到純銀

鏈式手鍊，從平價商店到蒂芬妮門市都沒問題。彈性環會有一個開口，你可以從開口滑動吊墜，然後用小尖嘴鉗閉合，這都可以輕易在任何工藝品店或珠寶店買到。

在選擇你的7顆寶石之前，請先決定你想要增強什麼能量。如果你想要大量的能量和熱情，請選擇紅碧玉或粉紅色貝殼；如果你想提振精神，請試試玉；如果想要增強智慧，請選擇藍寶石；如果是為了在旅行時保持安全，請選擇樹枝瑪瑙；如果想要保持冷靜並克服壓力，請選擇藍紋瑪瑙；如果想要讓頭腦更清晰，請選擇孔雀石；如果想要提升自尊，嘗試薔薇輝石。

一旦你了解了書中的所有寶石和水晶，就可以並應該嘗試各種組合。但我強烈建議在神聖七石手鍊中使用下述非常有幫助的石頭與能量：

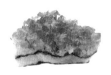

黃水晶，針對更好的溝通能力。

蕾絲瑪瑙，針對工作上的滿意度。

青金石，針對卓越心理素質。

月光石，針對自我愛及自我表達。

紅珊瑚，針對良好的健康與生理強健。

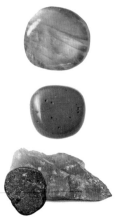

粉晶或蛋白石，讓你對他人來說更有吸引力。

綠松石，來自大地的平靜與保護。

我的朋友們都回報這款驅厄提神手鍊的效果非常好。你還能在哪裡找到能讓自我感覺良好、保護自己免受傷害、幫助你看起來更漂亮的珠寶？你必須要自己打造！你可以在任何珠寶店找到這些吊墜鑲嵌用寶石。不過，身心靈商店會有最好的選擇。

首先，將石頭放在聖壇上或蠟燭前6天6夜。在一張紙或羊皮紙上寫下你對每塊石頭的期望。每天晚上點燃蠟燭時，請思考並冥想你希望在生活中擁有的所有美好事物。在第7天，將每顆吊墜以同樣的間距環繞在手鍊上。用蠟燭火焰燃燒羊皮紙，然後戴上手鐲，搖晃7次。從今以後，每當聽到7顆聖石在你的手腕上叮噹作響時，請回想這些石頭給你帶來的加持能力，你就會再次恢復水晶魔力。

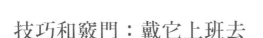

技巧和竅門：戴它上班去

晶球珠寶可為你帶來工作成功。在我最喜歡的身心靈小店中，我曾看過可以很簡單黏在編織頸鏈上或做成吊墜的迷你晶球。如果你覺得自己在工作中陷入低潮、或想給老闆留下深刻印象，請開始戴一條漂亮而專業的晶球項鍊，一切都會好起來的！如果這種風格不適合你，那就買一個晶球，把它放在辦公桌，一邊看著它、一邊提醒自己走在正確的職場道路上。

魅力頸鏈

這款「漂浮」水晶項鍊看起來很神奇，因為寶石似乎都在你美麗的脖子上盤旋。也許有時它們真的這樣做！除了寶石蘊含的神祕力量，祕訣就是隱線，你可以輕易地在任何手工藝店找到。魅力頸鏈的目的是讓任何你希望的人都無法抗拒地被你吸引。用這條魅力頸鏈喚醒你的男朋友，或和你的朋友一起出門，觀察你身邊如何出現圍繞的群眾！

你需要這些材料：21顆水晶珠、56公分長的隱線、1個龍蝦鉤和膠水。首先，請將隱線的一端繫在龍蝦鉤上，你可以在任何工藝品店和大多數珠寶店買到龍蝦鉤。將線打結兩次，滴一滴膠水，讓線晾乾。在膠水乾後剪掉多餘的線。然後，將3顆珠子串到距扣環約2公分的線上，並在珠子旁邊的線上打一個結。

重複這個動作直到用完所有珠子，成果應該會是以3為單位的7組，每一組水晶都間隔均等。串完最後一顆珠子以後，把線端綁在鉤環上。

這裡有幾種令人無法抗拒的水晶，你可以考慮使用在魅力頸鍊上：

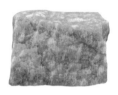

天河石，讓你覺得有希望。

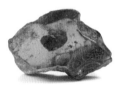

瑪瑙，提振你的精神——你會感覺神清氣爽。

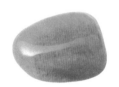

東菱玉，創造好的機會。

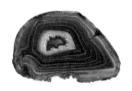

條紋瑪瑙，吸引有力量及勇氣的愛人。

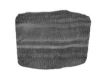

棕色碧玉，讓你有自信並情緒安定。

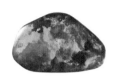

蛋白石，強化美麗，讓你更有靈性。

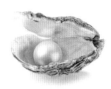

珍珠，增強女性特質。

魔法金屬

當人類初次感覺到石頭包含能量和特殊屬性時，他們也發現金屬內含有龐大影響力和力量。金屬曾常見於魔法中，但當煉金術士在過去的五百年中開始變成科學家後，受歡迎程度就開始下滑。

魔法冶金逐漸回歸風潮，在寶石魔法中發揮了一定的作用。使用魔法金屬最簡單的方法是在你的口袋裡放一枚銅幣，或攜帶一個裝有馬蹄釘的小袋子以求好運。神祕的金屬——從迷人的青銅到超自然的銀，都可以為你生活中的寶石魔法添加一個全新的層次。

黃金

黃金因其光澤和純度而備受喜愛，無論是白色還是黃色，它都是一種奇妙的能量導體。黃金可以強化任何寶石或石頭，就像用一劑強心針鼓勵那顆石頭行動。它是財富和個人權力的象徵，可以增幅任何寶石或水晶。同時，黃金也會讓你與眾不同、尊貴非凡。

黃金是最柔軟、最堅固的金屬，永不褪色，似乎在任何情況下都能保持美麗和完美；它不受天氣和老化影響，是一種適應性強、柔韌的金屬，並在合金中維持它的一致性。

黃金令人著迷，這毫無疑問，它被用於珠寶、工業和醫藥。因為黃金是一種有生命力的能量導體，它具有極佳治療特性，而且由於它不會變質毀損，黃金是一種偉大的更新和再生元素，據說有助於治療關節炎、血液和循環問題以及心理和情緒問題。

黃金可以給予你勇氣和自信，強化對自己和他人的積極態度，配戴金塊珠寶更可能會帶給你源源不絕的財富！

在墨西哥，黃金與宗教、信仰有關，佩戴金十字架除了是為了尋求庇佑，也是為了與上帝、基督和聖母瑪麗亞的連結。在印度，父母會給他們的孩子迷你黃金護身符，避免他們受到傷害和疾病。

讓這金屬之王在你的生命中加冕一道金光！

技巧和竅門：智慧珠寶

* 戴在脖子上作為護身符的**瑪瑙**將確保你只說出真相，也能獲得掌權者的青睞！
* 短鍊或戒指上的**黑瑪瑙**將幫助你在商業和體育運動獲得成功。

* 如果進行園藝時佩戴**苔紋瑪瑙**，將得到很棒的收成。

* 如果在賭博時佩戴**天河石**，將獲得好運氣。

* 如果在性行為時佩戴**琥珀**，它會為生活帶來愛，並增加性快感。

* 如果男人戴**紫水晶**，它會吸引一個好女人來到身邊。

* **阿帕契淚石**吊墜可以保護孕婦。

* 青蛙形狀的珠寶是旅行者的終極護身符；飛行員、乘務員、水手和任何經常橫越水面的人都應該在青蛙形首飾中佩戴**海水藍寶**，以提高安全性並防止溺水。

* 在法庭上佩戴**血玉髓**以獲得訴訟勝利。

* **紅玉髓**首飾可降低被閃電擊中的機率。

* 以戒指形式佩戴**貓眼石**可以留住年輕美麗，緩解任何憂鬱。

* 女士們，**珊瑚**耳環可以吸引男人進入妳的生活。太平洋島民相信這種「大自然的寶石」蘊含著生命最精華的要素。

* 六邊形切割的**鑽石**將為你提供極大的保護；將它鑲嵌在白金中可以確保在任何衝突中獲得勝利。

* 雕刻成蝴蝶形狀的**玉**會為你的生活帶來愛。

* 串在金線上的**青金石**珠子可以給予健康、成長和保護。

* 鑲嵌在**縞瑪瑙**中的**鑽石**可以克服性誘惑，激發伴侶的忠誠度。

* **蛋白石**耳環會喚醒精神力量。

* **紅色珍珠**戒指或吊墜可以增加智力。

* **深色橄欖石**戒指會為你帶來更多金錢並提振精神，消除任何憂鬱情緒。

* 作為珠寶的**晶球**會吸引愛，並幫助女性避免流產。

銀

銀與水星和羅馬神祇墨丘利一樣與交流相關。數千年來，銀一直被聯想到月亮，因此它是所有水晶或寶石的穩定劑，它不會增加石頭的能量，而是會維持能量並協助寶石。

銀是一種療癒金屬，因此不應該一直佩戴；請讓你的身體告訴你什麼時候適合。銀是反映內在精神的一面鏡子，你應該特別注意這一點。銀是一種解毒劑，可以與身體溝通，提醒你荷爾蒙濃度升高或其他化學元素失衡。這種金屬很適合以項鍊的形式佩戴，它對喉嚨和肺部非常有幫助。銀能充當能量導體，它甚至能更有效地激發神經突觸。因此，銀可以幫助記憶力下降、心理問題和罹患大腦相關疾病的人。

過去，女性會在腰間佩戴銀飾以提高生育能力，男性也可以這樣做（或許是藉由佩戴銀色腰帶扣）來治療陽痿或其他性功能障礙。

月光石與神聖月亮金屬會是美妙結合、紫水晶鑲嵌在銀製基底上也很棒，碧玉、瑪瑙（尤其是火瑪瑙）、蛋白石與銀的搭配度也很高。雖然鑽石常鑲嵌在黃金中，但鑲嵌在銀上也極為合適，這也適用於藍寶石。據說鑲嵌在銀中的青金石、玉石、祖母綠和珍珠可以吸引愛情。

以下是不適合鑲嵌在銀中的寶石清單：鋯石、碧璽和琥珀。我總是看到琥珀鑲嵌在銀中，這很可惜，因為琥珀是一種熱石，與其他金屬搭

配的效果會更好。銀在世界各地的使用方式多種多樣，例如，華人父母會給孩子戴銀墜項鍊以表達愛意，並獲得庇佑和好運；在法國，情侶在訂婚時會戴上銀鍊。

技巧和竅門：智慧珠寶

自然是終極的創造者。請拿起一系列種子包，在你的生活中種植鮮活的植物。如果你不是那麼擅於園藝，那我建議旱金蓮，它可以在任何土壤生長，即便疏於照料也能茁壯成長。

請在新月那天用天然魔杖（例如柳樹枝或橡木棒）在你的院子或花盆中畫一個正方形，並用蠟燭和石頭標記每個角落：

* 橙色蠟燭和石頭（縞瑪瑙或碧玉）可以提高智力
* 綠色蠟燭和石頭（玉、橄欖石或孔雀石）是針對創造力和成長
* 藍色蠟燭和石頭（青金石、綠松石或天青石）代表寧靜和善良
* 用於淨化的白色蠟燭和石頭（赫基蒙水晶、石英或石灰石）。

請在點燃每一支蠟燭時重複下述吟誦：

「親愛的蓋亞，我向祢請求幫助我恢復，
在新月和這古老的地球上。請賜予祝福。」

第二章：寶石與珠寶的魔法

45

用手指戳戳土壤下的種子，然後用魔杖把它們壓下去。輕輕地澆灌你的新月花園，改變的力量將那天開始萌生、茁壯。

銅

這是療癒師最常選擇佩戴的金屬，到處都能看到有人配戴銅手鐲就是證明，佩戴在身體左側的銅被認為具有實際預防疾病的能力。我注意到的最新流行就是高爾夫球球手利用銅來幫助強化手腕，精進揮桿。銅因為是是良好的導體，療癒師相信銅的力量能療癒身心。銅可以協助並增強寶石和水晶的礦物質含量，使它們與你的身體有更好的互動。有一學派認為，用銅纏繞的水晶魔杖能量會被強力放大。你會注意到本書中討論到的一些療癒岩石含微量的銅，這會明顯增強岩石的力量。其中一些與銅礦相關的寶石有藍銅礦、矽孔雀石、孔雀石和綠松石。銅與含有大量金屬的石頭互動最好，但對組成中缺乏金屬的石頭沒有什麼反應。虎眼石、東菱玉、玫瑰石和雲母是富含金屬的石頭，它們的能量與銅完美結合。請不要將結晶類的石頭放在銅中，珍珠和珊瑚也數此類，但紫水晶是少數可以與銅搭配使用的水晶類寶石之一。銅也可以與金、銀合作，合金金屬手鍊搭上合適的石頭就會是充滿力量的療癒配件！

世界各地都有產銅礦，銅自古以來就被作為工具、裝飾和珠寶，它在希臘、羅馬、美洲原住民、埃及、印度、中國和日本的文化中都佔有一席之地。由金星掌管的銅被認為能抵禦邪惡，據說還可以吸引愛

情，尤其是鑲嵌祖母綠時。銅深植於我們人類歷史中，它被製成神聖的刀具、早期教堂的燭台、亞洲祈禱圖、淨化用器皿和無數種聖器，埃及人在葬禮中也十分依賴銅。

這種金屬可以刺激整個身體和心靈的能量流動，任何患有嗜睡的人都應該戴上銅，利用銅手鐲和魔杖的幫助擺脫舊習。銅被認為是人體血液、軟組織、免疫系統、新陳代謝和粘膜的幫手，還被認為是一種淨化器，給予人擁有自由和可能性的感覺，並對自尊、溝通技巧和信心產生正面影響。更棒的是，它被稱為幸運金屬，如果將它與貓眼石、珊瑚、蛋白石或阿帕契眼淚石一起使用，可以讓你的幸運翻倍。說真的，有了這些，夫復何求？

技巧和竅門：石頭訊息

寶石和水晶可以給我們訊息和警告，或是說服力和感知力。這裡有一些例子：

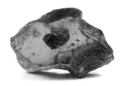

化石或含有化石的寶石（例如**琥珀**）可以延長你的壽命；

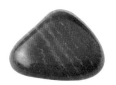

雕刻成箭頭形狀的**碧玉**，可以成為帶來好運的磁鐵；

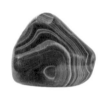

如果你的**孔雀石**首飾碎裂或破掉，請注意！它在警告你有危險。孔雀石可以為業務人員帶來巨大成功。請將孔雀石水晶放在收銀機中，並在展覽會場、簡報和會議中佩戴它；

月光石是飲食控制者的力量石，有助於保持年輕的外表和態度；

新手媽媽在脖子配戴**蛇紋石**有助於乳汁分泌。

黃銅

黃銅是銅和鋅結合的結果。你可能會很驚訝，但黃銅能幫助治療落髮！療癒師都喜歡黃銅，因為它能減輕和清潔人體內過多的金屬。黃銅也是一種強化身體的合金，協助寶石和水晶的能量和能力積極與身體互動。黃銅中的鐵含量使其成為真正的穩定劑，如果配戴狗、獵鷹或蛇形狀的黃銅胸針，可以增強它的療癒及保護力。

黃銅能吸引財富，經常被用作更為昂貴閃耀的黃金替代品。古人喜歡將他們的寶石放在黃銅中，這讓寶石的顏色更光彩奪目。

青銅

青銅也是鋅和銅的合金，具有與黃銅相同的療癒能力，但有一點不同——據說青銅被賦予了更強烈的堅毅性格力量。其中一個我最喜歡的青銅特點是它可以幫助人們構想並實現他們的目標。

白金

白金是一種極其貴重的金屬，是用於寶石和珠寶的特殊鑲嵌物。必須仔細考慮要將哪些水晶嵌到白金中，因為它們要具備承受這種金屬的高能量。鑽石具有足夠強大的光彩，鑲嵌在白金中會增強它們的力量。紅寶石、碧璽、藍寶石和祖母綠也是其他白金鑲嵌的好選擇。

生活在魔法中

現在你已經開始學習水晶和魔法的藝術了，可以為自己打造一頂真愛頭飾、一只魅力腳趾環或迷人手鐲，這裡僅舉例幾個你已經放入新技巧組合中的水晶項目。寶石魔法令人著迷且賞心悅目，但根本而言，它是為了提高你的生活品質。這些華麗的寶石和聖石就在我們身邊，它們具有增幅的能量，你可以有意識地運用這些能量，為工作、家人、朋友、愛情以及最深的精神和心靈帶來幸福感。請使用這種特殊的魔法在你生活中各個領域創造奇蹟、樂趣、夢想和滿足感。

技巧和竅門：混搭水晶

以下是一些關於不適合與珠寶混搭的石頭種類提示，它們的能量會相互抵消：

*   紅玉髓與紫水晶互斥，因為它與身體的聯繫更緊密。
*   青金石會刺激心靈，藍紋瑪瑙則會放鬆心靈。
*   青金石和綠松石也是對立的，雖然我不得不注意到這並沒有阻止埃及人將它們組合使用！
*   綠松石會抑制孔雀石的能量。
*   鑽石和綠松石都具備全然的能量，它們會互相衝突。

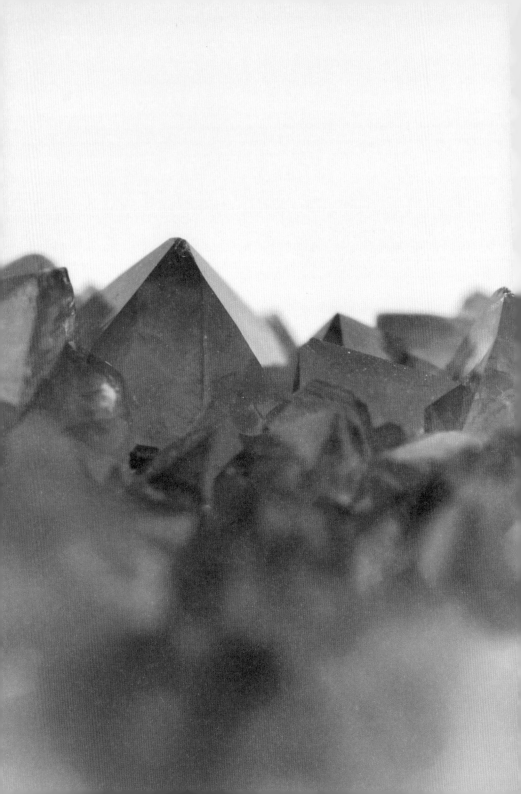

第三章

誕生石與占星學

誕生石是非常特殊的石頭，傳統上與一年中的每個月份相關。然而，誕生石的概念並非來自美國經典品牌Hallmark，而是來自聖經！在出埃及記第28和第39章中，有很多關於希伯來大祭司的石頭鑲嵌拋光護胸甲的討論。以下是聖經對護胸甲的描述：

他用巧匠的手做胸牌，和以弗得一樣的做法，用金線與藍色、紫色、朱紅色線，並撚的細麻做的。胸牌是四方的，疊為兩層；這兩層長一虎口，寬一虎口，上面鑲著寶石四行：第一行是紅寶石、紅璧璽、紅玉；第二行是綠寶石、藍寶石、金鋼石；第三行是紫瑪瑙、白瑪瑙、紫晶；第四行是水蒼玉、紅瑪瑙、碧玉。這都鑲在金槽中。這些寶石都是按著以色列十二個兒子的名字，彷彿刻圖書，刻十二個支派的名字。

（出埃及記39:8-14）

這十二顆來自著名護胸甲的寶石與十二星座相聯繫，形塑成我們所重視的現代誕生石傳統。誕生石擁有豐富的悠久歷史，但需要了解的重點是：你的誕生石是神聖的、與生俱來的權利。當我發現紫水晶是我的誕生石時非常激動，雖然它被歸類為半寶石，但我只在乎它是紫色的——這是我最喜歡的顏色。

你對誕生石必要的認識是：它是你的主要動力來源。你應該擁有至少一件以誕生石製成的珠寶，並將其視為特殊寶石。你也應該以不同方式保存這顆神聖的個人寶石。我的壁爐架上有一個以大型紫水晶晶體

製成的燭台，周圍環繞著蠟燭。只需點燃蠟燭，即可讓我平靜下來、集中注意力。我知道你不能用鑽石依樣畫葫蘆，但赫基蒙鑽石可以成為不錯的替代品。例如，如果你是誕生在1月的摩羯座，誕生石是石榴石，你可以擁有一整套石榴石首飾——戒指、耳環、手鐲、項鍊，以最充分的方式體現誕生石力量。讓誕生石的能量環繞自己，你就能感到平靜，從寶石般的光芒得到滿滿的幸福感。

以下依照月份羅列經典誕生石：

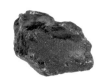

1月：石榴石，一種代表光、忠誠的心和永恆感情的石頭。

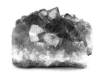

2月：紫水晶，一種性感且敏感的石頭；埃及豔后的皇室戒指。

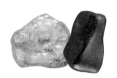

3月：海水藍寶，長久以來被稱為「預言家之石」；**血石髓**，一直以來被視為殉教者之石。

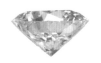

4月：鑽石，傳統上的訂婚戒指，代表愛的力量。

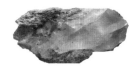

5月：祖母綠，一種有保護力量的綠色石頭。

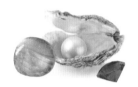

6月：**珍珠**、**月光石**和**亞歷山大石**——所有從月亮與水獲得力量的海洋石頭。

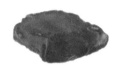

7月：**紅寶石**，最昂貴的寶石，代表生命的精髓。

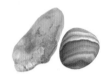

8月：**虎眼石**，古時候的太陽代表；以及強化智慧的**縞瑪瑙**。

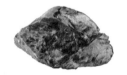

9月：**藍寶石**，一種代表靈魂純淨的全藍寶石。

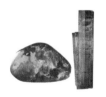

10月：**蛋白石**，據稱蘊含所有其他寶石的美；以及代表靈感的**碧璽**。

11月：**托帕石**，一種以梵文的「火」命名的皇室寶石。

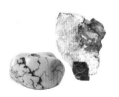

12月：帶來好運的**綠松石**；以及旅行者之石**鋯石**。

占星術的起源

與水晶相結合的古代占星術可以追溯到六千年前,當時美索不達米亞文明搖籃的居民蘇美人已經開始記錄星圖上的形上學意涵。他們在烏爾的鄰居迦勒底人則更進一步,觀察珍貴寶石和星辰循環間的某些密切關連。那時候,他們主要關注的內容是莊稼收成、多一點嬰兒和少一點敵人。但是精明的迦勒底人是絕佳記錄者,他們注意到天空的星圖排列有反覆出現的模式。他們最偉大的思想家(學者、科學家、數學家和哲學家)共同創造了後來發展非常複雜且意義深遠的占星學。一旦他們開始行動,就可以預測未來,正如耶穌基督誕生和三王——偉大聖經故事中占星家所證明的那樣。六千年前,有學問的人曾是牧師、醫生、先知、天文學家和教師。這群特殊的人們也是寶石學家,他們切割、拋光,最重要的是,他們會研究世俗領域的寶石、石頭和水晶。這些人知道哪種石頭應該陪伴死者到陰間、哪些石頭放在門口能預示好運、哪些水晶對身體有益。

例如,古代蘇美人對天狼星有豐富的知識,這顆星星正確的稱呼是Sirius A。他們知道恆星的密度和軌道長度(50年),因為Sirius A是夜空最亮的恆星,他們將星星與他們認為既強大又珍貴的美麗藍色石頭——青金石相連。蘇美人設計了一個為行星分配顏色的系統,這些連結成為他們的寶石理論基礎:

* 玫瑰紅和紅色配火星。

* 綠色配金星。
* 黃色配太陽。
* 淺藍色配木星。
* 藍色配水星。
* 紫色配土星。
* 白色配月亮。

這只是占星研究的最基礎起點，該研究發展持續數千年，演變成今天的化學、天文學和占星術。即便迦勒底人和蘇美人對宇宙大爆炸一無所知，他們仍知道我們都是由相同的東西組成的，來自同一個地方，我們都是互有關聯的。從天而降的隕石中蘊含的礦物質與地球上的陸地岩石具有相同的礦物質和元素，源自原始大爆炸的壯觀創作過程仍持續中。鑽石是煤炭承受數百萬年和數百萬磅壓力的成果，而煤炭只是一種看起來不那麼起眼的石塊，但我們無名指上的鑽石最初就是來自腳下的煤。宇宙循著規律圍繞我們旋轉，時時刻刻都在發生變化。因此，讓我們如同聰明的迦勒底人和博學的蘇美人那樣，看看自己可以從天上的星星和腳下的岩石中學到什麼，讓我們從自然的週期以及地球和天空之間的連結中學習。

提示和技巧：誕生石的祝福

請坐在舒服的位子，將誕生石放在你面前的碗或盤子裡，回想你人生中收到的祝福，以及你命運之石裡所蘊含的魔力（如想了解更多，請

參閱第二部分的描述。）此時此刻，你對什麼心存感激？認清自己擁有的一切並心懷感恩，這樣的心情能產生強大的魔力。平穩且深深地呼吸，緩慢地吸氣和吐氣20分鐘。在冥想期間，將正能量傳送到放有個人寶石的碗中。現在，你能在需要的時候隨時得到誕生石的祝福。

提示和技巧：回春指環

自古以來，寶石和水晶的變革力量及魔法就一直被使用。利用回春指環為你的生活帶來誕生石祝福。

* 藍寶石有紫色能量。請在每個月的第一個星期六日落前兩小時戴在右手中指，據說這種石頭可以療癒腎病、癲癇、腫瘤和坐骨神經痛。

* 鑽石含有靛藍色光芒，有利於維持眼睛和鼻子的健康，控制哮喘和懶惰，並保持清醒，特別適合在有上弦月的週五佩戴在右手小指上。

* 祖母綠有綠光，有助於治療心臟、潰瘍、癌症、哮喘和流感。請在星期三日出後兩小時將祖母綠戴在右小指上。

* 如果是患有精神錯亂、糖尿病、絞痛或發燒的人，請在周一早上佩戴珍珠，珍珠會散發橙色光芒並產生療癒作用。

* 托帕石有藍色光芒，如果在周四早上戴在右手無名指上，則有助於療癒喉炎、癱瘓、歇斯底里、猩紅熱和各種腺體疾病。

我們太陽系的恆星

世間萬物都圍繞著太陽，太陽是我們行星系統的中心，正如我的生日伴侶哥白尼（我們都出生於2月19日）很久以前提出的那樣。太陽由氫和氦組成，這個神奇而熾熱的星球實際上是一顆中等大小的普通恆星。太陽的直徑為驚人的870,331英里（1,400,662公里），是地球的300,000倍。它的引力影響約400,000英里（643,737公里）範圍內的所有天體，這就是地球和所有其他行星如此忠實地環繞它的原因。太陽核心的溫度估計為攝氏1,700萬度，表面溫度則約為攝氏55,000度。

在占星學上，太陽與獅子座有關。可想而知，太陽的元素是火。在古老的太陽周圍，所有行星都在恆星引力的牽引下旋轉，而每個星座及其相應的石頭都受行星影響。

星座和石頭

每個星座都與至少一顆寶石或靈魂石有關，一顆能量石和一顆心之石。每個星座還有一種最珍貴的寶石是誕生石，這是進入世界的寶石標誌——如果你願意，它可以成為你的生活指南。能量石是幸運的預兆，而心之石是水晶中價值更親民的，我們可以把它們放在家裡、桌子上和臥室裡。我強烈推薦它們作為聖壇水晶。

白羊座，前半：3月20日至4月3日

粉鑽是最先誕生的白羊座寶寶的靈魂石。在所有稀有鑽石中，粉鑽在兩千年末風靡一時，當時演員班·艾佛列克（Ben Affleck）將一顆粉鑽送給愛人珍妮佛·羅培茲（Jennifer Lopez）作為訂婚戒指。他們都是獅子座，但這沒關係！白羊座寶寶受火星守護。最優質的粉鑽通常來自西澳。這個區間的白羊座的次要寶石是粉紅藍寶石，也是很罕見的種類。

太陽石是白羊座的能量水晶。太陽石呈恰到好處的紅色，帶有虹彩光芒，對於受火星管理的人來說，是一種帶有金色斑點的好運護身符。碧玉和血石髓也是這時段誕生者的能量石，紅色的岩石會增強你對生活的渴望。

白羊座的心之石是白雲石、粉晶和硃砂。所以，白羊座，請在你的床邊放一塊粉晶，這是為了自尊、自愛和精神上的撫慰。

白羊座，後半：4月4日至4月18日

亞歷山大石是這群人的指定靈魂石。它不像粉鑽那麼稀有，但仍非常珍貴——這是金綠玉中最稀有的。通常深綠色的亞歷山大石在某些類型的光線下會呈現紅色，這顆皇家寶石很適合黃道十二宮的第一個星座。較晚出生的白羊座的另一種靈魂石是薔薇輝石，這是一種粉紅色的水晶，是俄國著名珠寶師卡爾·法貝熱（Carl Faberge）的最愛。

這個區間白羊座的能量石是鮑文玉，一種在苔蘚綠色系列中充滿力量的石頭。雖然許多屬於晚期白羊座的水晶是紅色或粉紅色的，但這是綠色水晶，象徵著火星的另一面。鮑文玉對紐西蘭毛利人來說尤其珍貴和神聖，其中一些最好的標本都是來自紐西蘭，且受到古印度人和古波斯人的高度評價。紅玉髓位在能量石第二名，在公元前常被埃及人、希臘人和腓尼基人用來隆重雕刻。埃及人喜歡在棕褐色玉髓上雕刻聖甲蟲。你可以在網路上探索水晶商店，為自己找到一個用紅玉髓雕刻的聖甲蟲，提升個人力量。

較晚出生的白羊座心之石是被稱為硫錳鋅鐵礦的淡粉色彩虹石，看起來像一顆顏色較淺的紅碧玉。埃及人在西元前一千年用這種心之石製作了許多珠寶。

金牛座，前半：4月19日至5月2日

對出生於這個熱愛奢侈品、受金星守護的星座前段的人來說，祖母綠是他們的靈魂石。金牛座通常都極為擅於管理財富和投資，這讓祖母綠具備的金錢顏色變得更有理。如果你是一個前段金牛座，你最好要擁有一顆祖母綠，並在去工作和銀行的時候配戴，以增強能量。

這群人的能量石是另一種華麗的綠色石頭——孔雀石，它也對應於金星，一塊非常適合這個黃道十二宮土象星座的泥岩，還有許多神奇的故事值得傳唱。孔雀石心形吊墜或鎮紙非常適合前段金牛座。

黃鐵礦又被稱為愚人金，是這個家族中的心之石，深受銀行家或資金管理者的喜愛。黃鐵礦的硬度驚人且閃亮，硬度為六級，這是金星的神聖數字。黃鐵礦為前段金牛座帶來好運、富足和歡樂的氣氛。在辦公桌上放一大塊愚人金可以讓工作中的每個人都開心。

金牛座，後半：5月3日-5月19日

紅柱石是一種神奇的變質水晶，也是這區間的珍貴靈魂石。金牛座深深紮根於大地，而紅柱石透過其顏色光譜範圍代表這種元素能量，從樸實的黑色到水汪汪的透徹。事實上，紅柱石幾乎具備所有彩虹顏色（黃色、綠色、紅色、紫色、棕色和灰色），體現了金星的另一種特性——魅力。

翡翠是後半金牛座的能量石，它也有多種顏色。翡翠是豐富和永恆的象徵，敲擊翡翠戒指時發出悅耳的聲音代表這個星座成員擁有的音樂天賦。對於5月出生的人來說，翡翠手鐲、戒指或碗都不可或缺。

這一組金牛座有最異想天開的心之石——愛爾蘭仙石。這是一種由多種元素組成的可變晶體，內含藍色方鉛礦、白水晶、黃色閃鋅礦和黃鐵礦。雖然愛爾蘭仙石是由這些不同的石頭組成，但它的特色是耐受力和穩定性。這顆石頭為5月金牛座帶來了許多祝福。

雙子座，前半：5月20日至6月4日

長期以來，橙藍寶石一直與溝通聯繫在一起，特別是說實話。作為靈魂之石，它可以幫助前半雙子座落實對溝通的掌握，這是他們必得的因果。藍寶石是僅次於鑽石最堅硬的寶石。在古印度，橙藍寶石比其他藍寶石更為珍貴。它在梵文的意思為蓮花（padparadscha）。迦勒底人在觀察到雙子座的主宰星水星的橙色調後，將這顆石頭與此星座相聯繫。

苔紋瑪瑙是一種由金屬結晶顆粒形成的植物圖樣石英，是前半雙子座的能量石，代表了雙子座的二元性。古人其實以為石頭內部的深綠色斑紋是苔蘚化石，他們用苔紋瑪瑙來探水，因此對農民來說尤為神聖。苔紋瑪瑙與富含金屬的水星有關，並為這個風象星座的成員提供了很好的基礎——他們需要腳踏實地。

前半雙子座的心石是十字石，以希臘文staurus命名，意為「十字架」。十字石因石頭中鐵分子的排列方式，形成了一個天然的十字架。明亮的紅色是與雙子座相關的顏色之一，而十字石最常以這種鮮豔顏色呈現，導致它常被誤認為是石榴石。這顆石頭可以幫助雙子座與他們的真正目標保持一致，將它放在床頭或辦公桌上對他們十分有幫助。

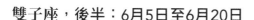

雙子座，後半：6月5日至6月20日

貓眼石這種可愛的金黃色寶石是後半雙子座的專屬靈魂石。古希臘人將這種水晶稱為cymophane，意思是「揮動的光」，他們認為這顆石頭可以保護靈魂和身體免於危險。石頭的虹彩表面使其呈現出不同的顏色，陰影取決於看貓眼石的角度。這顆多變的石頭反映了雙子座多變的天性，並幫助他們認知自己的變動個性，進而從這種深刻的認識中成長。雙子座，請戴上貓眼石戒指，看到你的靈魂反射出自己。

後半雙子座可以仰賴被稱為德蘭士瓦玉或水鈣鋁榴石的力量。人們通常認為石榴石是非常清晰的紅色寶石，但這種類型是不透明的，呈美麗的亮綠色，它在特定的光線下看起來像一種熾熱的黃色。這種改變顏色的能力象徵6月壽星的雙重性格。德蘭士瓦玉起源於數百萬年前的地球深處，其成分含有多種金屬，這也符合雙子座擁有眾多不同特性和才能的天性。佩戴這顆玉石可以喚醒雙子座隱藏的天賦，讓他們脫穎而出。

晶洞通常分為兩部分，是後半雙子座的理想心之石，但他們必須同時擁有兩部分，以幫助整合他們的雙面人格，成為一個完整的人。晶洞來自於古老的火山氣泡，通常是外面是實心瑪瑙，中心有華麗的紫水晶、蛋白石或水晶。如果你是雙子座，我建議你將其中一半放置在家裡的聖壇上，或每天都可以看到的特殊位置，另一半放置在工作場所，以反映和連接你兩面天性。

技巧和竅門：雙心

許多水晶商店現在都有陳列心形岩石。下次你看到心形紫水晶時，請馬上購買兩個並將其中一個送給你的真愛。紫水晶之心禮物能帶給雙方幸福的生活並分享好運。是不是超棒！

巨蟹座，前半：6月21日至7月4日

巨蟹座由月亮掌管，月光石很適合當作這個星座前半出生者的寶貴靈魂石。最昂貴的月光石是月長石（adularia），以其首次被發現的地點——瑞士阿杜拉（Adula）作為英文名稱。月光石有乳白色的光澤，讓人想起夜空中的月亮。月長石對早期歐洲人來說很特別，他們相信月長石可以提昇記憶力、幫助抑制癲癇發作、戰勝破碎的心並預測未來。佩戴月光石首飾將使巨蟹座與他們受月球影響的多變天性保持一致，賦予他們力量和直覺的智慧。

珍珠是前半巨蟹座價值不菲的能量石。珍珠有著悠久而豐富的歷史，最早出現在四千年前的中國，在人類第一次打開貝殼並在裡面找到禮物後，世界上所有古老的文化都熱切愛上它們。巨蟹座是十二星座中的偉大歷史學家，擁有令人難以置信的記憶。它們之所以與珍珠連結，是因為珍珠、海洋和潮汐有共同的聯繫，而這些都是由巨蟹座的守護星月亮進行調節。如果你是巨蟹座，請尊重你的原生元素——水。你可以偶爾佩戴珍珠，但不要經常佩戴，並用貝殼裝飾你的家和

工作空間，這將幫助你保持安全、精神煥發和放鬆，並幫助你避免最大的敵人──憂慮。

方解石是前半巨蟹座的心之石，由許多化石化的貝殼組成。由於海洋佔據了地球表面絕大部分（在地球誕生最初幾百萬年的佔地面積更廣），方解石非常常見，也有許多漂亮的種類，如冰洲石（Iceland spar）、文石華（flos ferri）和釘狀方解石。冰洲石是一種美麗透明的方解石，從某些角度看會發現雙重圖像；釘狀方解石出現出許多小而圓的雜色圓圈；文石華可能是三種方解石中最漂亮的，它有細緻的白色樹枝狀，暴露在不同的礦物質下會出現不同的顏色。巨蟹座的朋友，請將這個受月亮掌管的岩石散佈在你家周圍，進行接地和療癒。

巨蟹座，後半：7月5日至7月21日

蛋白石是後半巨蟹座的靈魂石。蛋白石因圖案複雜、色調多樣和色彩變化而無法被人工複製。最珍貴的蛋白石有星光的色彩，被稱為星群。蛋白石很神祕，就像巨蟹座一樣，在它們的保護殼下深不可測。古代人為蛋白石歡呼；老普林尼（Pliny the Elder）寫道：「在它們身上，你會看到紅寶石的生命之火、紫水晶的絢麗紫色、祖母綠的海綠色，所有都在絕妙的光線混合中閃耀。」巨蟹座，你將透過佩戴蛋白石到達靈魂的真正目標。

紅珊瑚是後半巨蟹座的能量石，它是海洋生物為建造家園而分泌的石

灰形成的物質。一個關於此種海洋寶石令人難忘的古老故事是：古希臘人認為海精靈偷了美杜莎的頭顱並將把它帶到海底，她的每一滴血都變成了紅色的珊瑚。當時人們認為這種石頭有療癒和保護作用，至今仍然如此。對於巨蟹座來說，紅珊瑚有益於活力，是生命、愛情和健康的象徵。將紅珊瑚珠配戴於心臟的位置，會立即感到活力滿滿。

由水泥沙粒構成的沙漠玫瑰石是這群巨蟹座的心之石，撒哈拉貝都因人相信它是婦女哀悼戰鬥往生者的眼淚所形成。沙漠玫瑰石是沙漠形成前的一種湖底石膏，轉換成美麗的紅色、黃色、灰色、棕色和粉紅色等大地色調。對後半巨蟹座，這顆心之石能幫助你以健康、富有表現力的方式控制和釋放情緒。請用沙漠玫瑰石裝飾你的臥室、室內聖壇，以達到舒緩和鎮靜的效果。

獅子座，前半：7月22日至8月5日

黃鑽是種璀璨的靈魂石，與黃道之王相得益彰。鑽石是純碳，地球上最硬的物質之一，其名稱源自希臘語adamas，意思是「無敵」，恰如其分。黃鑽代表獅子座的守護星太陽，也是這個星座高意識水準的象徵──真誠的心、慷慨和絕佳勇氣。黃鑽耳環能讓獅子座保持平衡。前半獅子座能將鋯石視為他們的能量石。明亮的鋯石受到早期文化歡迎，被認為有防毒作用，在印度被認為是神聖的療癒石，在早期的羅馬天主教會中被認為是謙卑的象徵。對獅子座來說，他們可能會因為過於驕傲而落敗，鋯石可以防範此事，使獅子座保持穩定的心。

前半出生的獅子座的心之石是鮮為人知的釩鉛礦，它可能是美麗的紅橙色、也可能是光彩奪目的金黃色。釩鉛礦含有豐富的鉛和釩，是一種用於強化鋼的礦物質。釩鉛礦是在高溫下形成，這可能與我們的太陽有關，太陽就是天上的熔爐。對於獅子座來說，這種不常見的心之石可以幫助他們應對大量的關注壓力，獅子座充滿活力和魅力的個性會自然而然吸引這些關注。你應該在家中和工作中放置心之石，以獲得極致穩定和靈感。

獅子座，後半：8月6日至8月21日

白鑽是後半獅子座的靈魂寶石，它被認為是所有堅硬的純碳晶體中最純淨的。古文化認為這種鑽石可以抵禦傷害，並帶來巨大的財富和啟發。寶石學家有時將這塊石頭稱為「第一流」（of the first water），因為它具有無與倫比的純度。獅子是百獸之王，獅子座則是黃道中的皇室。白鑽和太陽本身一樣熾熱，獅子座可以在所有珠寶中選擇使用這種石頭以彰顯偉大。

金綠柱石（Heliodor）以希臘太陽神赫利歐斯（Helios）之名命名，是後半獅子座的終極能量石。身為綠柱石家族的一員，金綠柱石是受歡迎的綠色祖母綠和藍色海水藍寶的陽光金色姐妹，在極高的溫度和壓力下形成。金綠柱石可以幫助你們獅子座喚起最偉大的特質和才能，並給予你動力邁出去，試著讓你的夢想成真！

後半獅子座的心之石是最讓人意外的硫磺，在聖經時代被稱為 brimstone（上帝的憤怒）。硫磺是一種非常有動力的岩石，即使只是握住它，手的熱量也會使晶體變大。如果你摩擦硫磺，它會釋放出負電荷。即便它的名字可能會帶來一些聯想，但一簇硫磺就是一團發光的金色晶體，非常漂亮。很明顯，硫磺與火有關，而且已經被作為爆破材料使用了好幾個世紀，如火藥、煙火和火柴。獅子座是火象星座，可以控制情緒、直到被點燃並爆炸。在家裡擺放硫磺可以幫助獅子座保持平衡，並以健康和積極的方式釋放他們的能量。

處女座，前半：8月22日至9月5日

黑蛋白石是前半處女座的靈魂石。處女座可能是最具辨別力的星座，他們應該會非常樂於分享這個事實：即便是在近年內，黑蛋白石仍主要來自澳大利亞的幾英畝土地。當古羅馬人看到蛋白石的虹彩時，認為它們是天地之間的橋樑，但他們特別渴望擁有匈牙利野蠻人持有的少數劣質黑蛋白石（現在被認為是偽造的），另外印尼的爪哇島上也曾發現最優質的黑蛋白石。對於處女座來說，只有最好的、最純正的黑蛋白石才值得匹配。身為服務和幫助他人的星座成員，處女座透過黑色蛋白石獲得力量和強度，並提升靈魂的純淨度。這塊石頭被稱為希望的寶石，讓處女座擁有高等意識。

前半處女座的力量護身符是拉長石，這種可愛的彩虹石來自加拿大拉布拉多。處女座與雙子座一樣受水星守護，水銀、孔雀色調的拉長

石有利於提供處女座實現人生所有目標時所需要的敏捷思維。這種類型的長石可以映照光譜的每一種顏色，幫助處女座避免太過任務導向——太專注於某一件事。沒有人能比處女座更努力，拉長石可以避免過度勞累，也可以確保前半處女座激發各種天賦。

磁鐵礦，也稱為磁石，是前半處女座的最佳心之石。它是另一種閃閃發光、富有表面變化的岩石，磁鐵礦含有大量的鐵，其普遍存在性和適應性使它在珠寶中很受歡迎。處女座與健康、醫藥和護理有關，磁鐵礦因其磁性而成為一種很好的治療石。如果你是處女座，請佩戴這塊石頭，並將其送給你所愛的人，以維持健康和繁榮。

處女座，後半：9月6日至9月21日

這組處女座將菫青石視為他們珍貴的靈魂寶石，這是由兩種深色金屬元素和兩種淺色金屬元素組成的晶體，與他們的守護星水星有關。菫青石以希臘文「ios」命名，意為「紫羅蘭」。菫青石是在極高溫和極高壓下形成，具高頻振動。這塊石頭可以幫助處女座擺脫職涯窠臼，落實他們真正的靈魂本質。

後半處女座的能量石是虎眼石，這是另一種虹彩寶石，代表力量、勇氣和洞察力。處女座是優秀的評論家，不遺餘力，而虎眼石可以幫助他們擁有絕佳眼光，能夠看到一切事物可能的美好。

後半處女座的心之石為黑曜石，擁有閃閃發光的墨黑色，是經火山活動形成、極堅硬且堅韌的天然玻璃。處女座總是在幫助別人，有時會因而變得脆弱。利用黑曜石作為家居裝飾可以幫助他們避免因為將所有的精力都流向他人，造成自己不平衡。部分黑曜石有條紋；在盛產黑曜石的古墨西哥，人們認為條紋標本可以避免負面能量或黑魔法。處女座可能陷入嚴重的自我批評，身邊的黑曜石可以吸收他們的消極情緒，幫助將其轉化為正面情緒。是9月出生的人必不可少的石頭！

天秤座，前半：9月22日至10月6日

尖晶石是在古代非常受歡迎的靈魂石，這是一種擁有多種色調的寶石，包括黑色、深綠色、橙色、白色、藍色、紫色和紅色。尖晶石是皇室的象徵寶石；英國女王擁有一顆名為帖木兒的紅色尖晶石，俄羅斯沙皇也戴著一頂裝飾有華麗尖晶石的王冠。尖晶石比紅寶石或藍寶石都稀有，我預言它們會再次興盛。極其稀有的珍貴綠色尖晶石是天秤座中最受推崇的類型，可以帶出天秤的審美價值，賦予他們對藝術的追求。

透視石是前半天秤座的能量石。它的綠色比所有祖母綠都深，含有大量的銅。金星與綠色有關，深醇的綠色讓這顆華麗的寶石成為受金星掌管的天秤座之愛情水晶，豐富了他們的人際關係和對人類更高的愛。透視石還能喚醒天秤座的靈魂面，使本來就魅力十足的天秤座內在和外在更加美麗。透視石因其脆性而難以切割。在家可以用未經切

割的水晶簇當作不錯的精神強化器。

藍晶石是前半天秤座的天空色心之石。藍晶石與其他幾種礦物具有相同的化學性質（但晶體結構不同），被稱為對稱之石，非常適合提供平衡。希臘人喜歡這種鋁基岩石並將其稱為「disthene」，意為「雙重強度」，因為它的縱向柔軟（且易於切割），但橫向堅硬許多。藍晶石最常以長形藍綠色水晶葉片的形態出現，但也有表面呈珍珠狀、乳白色的晶簇簇生型態。如果你是天秤座，身為一個風象星座，帶一顆藍晶石在身邊可以保持穩定和強壯，有助於避免將自己分散得太單薄，而消耗太多能量於瑣碎雜事。

天秤座，後半：10月7日至10月22日

藍色的藍寶石極為稀有，品質極高，是後半天秤座的靈魂寶石。「藍寶石」（sapphire）這個詞有幾個來源，其中「sapphirus」就是拉丁語中藍的意思。石頭的藍色來自內含的鐵和鈦，這顆寶石代表了金星在黑暗天空中閃爍的藍。天秤座是偉大的浪漫主義者，藍色藍寶石強烈愛的振頻可以激發他們的創造力，讓他們創作出偉大的藝術作品——歌曲、詩歌、繪畫以及任何想像內容。這群天秤座的力量護身符是翡翠。中國悠久的歷史和文化高度重視這種石頭，相信翡翠含有幸福、長壽所需的一切——勇氣、謙虛、慈善、智慧，以及讓天秤保持平衡的：正義。辦公桌上的翡翠書架會是完美的平衡器。

褐鐵礦是呈現長形而閃亮的礦物，是後半天秤座的心之石。這代表了天秤座最終的追求——是更高的思想、更高尚的美、更高等的愛。

天蠍座，前半：10月23日至11月6日

前半天蠍座的靈魂石是紅寶石，這是從史前時代至今流傳許多傳說的寶石。紅寶石被認為是龍蛋——非常適合天蠍座，因為他們的靈魂具有蜥蜴的一面。

紅寶石被認為賦予佩戴者立於不敗地位，也能預知危險給予警訊。紅寶石對應火星，這是天蠍座的第一個主宰星，它也與紅色有關。最有價值的紅寶石甚至貴過鑽石，在聖經中，紅寶石被稱為是世界上最早創造的寶石群中最珍貴的。如果天蠍座佩戴紅寶石，紅寶石可以將慾望、嫉妒和憤怒等激情重新轉化為更正面的情緒。無論如何，戴上紅寶石吧，深情的天蠍座！

前半天蠍座擁有一顆不平凡的藍色約翰（blue John）能量石，這種石頭全世界僅能在一處發現：英格蘭德比郡一座小山下的地下洞穴。羅馬皇帝尼祿為之瘋狂，還為了一只以藍色約翰石製成的花瓶付出了龐大代價。它是螢石中最稀有的一種，白色底上出現的深藍色和紅紫色帶與冥王星有關，而冥王星是天蠍座的第二個主宰星。這是冥界和祕密的標誌，此護身寶石代表的名稱由來也是至今無人能解的謎。雖然取得藍色約翰石可能頗困難，但其他螢石倒是很容易得到，可以完

善地替代稀有石。螢石被認為可以療癒骨骼和表皮下的傷口，神祕的天蠍座在堅強外表下往往帶著許多傷，而螢石能隨著時間溫和療傷。

前半天蠍座的心之石是輝銻礦，這是一種藍灰色礦物，呈柱狀、針狀。輝銻礦與冥王星密切相關，有閃亮的乳白色表面。它很柔軟，輝銻礦因其易碎性，能讓天蠍座更容易與他人以及世界和平共處。如果你是天蠍座，你知道自己有堅強意志；這塊石頭可以幫助你在不強迫的情況下表達你的想法。在辦公桌上擺放一塊輝銻礦將有助於你的事業和聲譽。

技巧和竅門：成功之石

如果你想要實現自己的抱負，這些就是為大家鋪往康莊大道的石頭：

藍銅礦能增強精神力量；

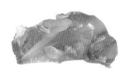

玉髓讓你起身行動！

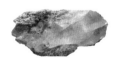

翡翠有助於解決問題；

蛋白石鼓勵忠誠服侍；

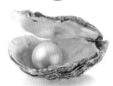

珍珠可以產出物質財富；

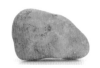

石英有助於克服對拒絕的恐懼；

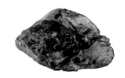

藍寶石有助於設定目標；

碧璽促進成就感。

天蠍座，後半：11月7日至11月21日

菱錳礦是後半天蠍座的珍貴靈魂石。菱錳礦曾經被稱為南美菱錳礦或印加玫瑰，這個粉紅美人的顏色源自鐵、鎂和鈣。菱錳礦對應火星、冥王星和月球，它是在相對溫和的地質環境下經歷長時間形成，擁有溫和的能量，可以平息天蠍座時常爆發、如火山般的熱情和憤怒。如前所述，天蠍座總是在表面下默默承載許多事物，這顆寶石可以讓你合理地表達感受。

大家都認為紫水晶是2月壽星水瓶座和雙魚座的水晶，但它也是後半天蠍座的能量石。紫色與紫色行星冥王星有關，紫水晶可以為這個受水象星座統治、最容易被誤解又極其強大的人們開啟愛的振動。你可以在家中或工作場域佩戴紫水晶首飾並放置大塊紫水晶，展現天蠍座甜美、有趣、聰明、平易近人、可愛的一面，為天蠍座帶來更多幸福機會。

天蠍座的心之石是非常容易獲得的石英。石英擁有超強療癒能力，天蠍座也是如此，儘管這種潛在天賦很少讓他們受到讚揚。當天蠍座把心思放在某件事上時就無所匹敵！天蠍座可以透過認知並熟練石英的療癒能力，利用他們的個人力量造福他人並從中也獲得大量福報。請用這種平價的熱門水晶包圍自己，感受愛。

射手座，前半：11月22日至12月5日

碧璽——特別是被稱為蜜瓜石（melonstone）的多色種類，呈粉紅色並帶有藍綠色條紋，是受木星統治的射手座珍貴靈魂石。這類火象星座很活潑，非常重視行動，而碧璽在受熱時很容易釋放電荷，可以配合並推動他們的能量。碧璽是冒險家和探險家的寶石，親愛的射手座，今天就去採購碧璽然後衝吧！

琥珀是前半射手座的能量石。這種石頭是來自樹脂和樹液化石（一種有機晶體）。古人認為琥珀能困住太陽，希臘人稱其為電子，他們會

觀察琥珀的負電荷。即使是非常活躍的射手座也應該只在特定場合佩戴這種寶石，雖然它能保持能量循環，但如果長時間佩戴會產生削弱作用。琥珀可以幫助表演者，而且對演員和音樂家非常有效。

鳳凰石（Chrysocolla）是前半射手座的心之石。無論是藍色還是綠色，這種富含銅的水晶都是賦予生命活力的絕佳水晶之一。射手座在同一時間總是有太多事情要進行，經常以典型火象風格燃燒自己的能量，鳳凰石可以協助射手座避免發生這種狀況，並將精力用於更深的目的和發自內心的追求。

射手座，後半：12月5日至12月20日

碧璽也是後半出生的射手座的靈魂石（見前文「射手座，前半」）。

綠松石是這組人的能量石。這種岩石擁有豐富多彩的歷史，曾獲得波斯人、埃及人、墨西哥人、貝都因人、中國人、藏人、美洲原住民和土耳其人的高度重視。綠松石與馬匹和騎兵有關；射手座是十二星座中的半人馬——半人半馬。曾經被尊為埃及太陽神荷魯斯之眼的綠松石可以賜予眼界並有助旅行，佩戴這顆石頭可以幫助找到自己的目標，並利用熱情和遠見來實現目標。

後半射手座的心之石是斑銅礦，這是一種由銅和鐵製成的拋光紅色岩石。斑銅礦曾因為令人印象深刻的彩虹色被稱為孔雀礦，它是一種非

常強大的能量水晶。儘管鮮為人知，但射手座也會優柔寡斷，而這塊石頭可以幫助他們克服這點。這也是一塊正義之石；由木星掌管的射手座正是正義的愛好者。

摩羯座，前半：12月21日至1月6日

任何顏色的托帕石都是前半摩羯座的靈魂石。托帕石之名是水手們給予的，他們在遭遇海難、探索荒島時發現了它。水手將這塊石頭和島嶼命名為「Topazos」，意思是「失而復得」。有了托帕石，野心勃勃的摩羯座能在通往榮耀的道路上努力不懈。

前半摩羯座同時擁有天青石和煤玉作為能量石，這些寶石具有代表摩羯座主宰星土星的陰暗外觀。煤玉是人類已知最古老的石頭之一，與緩慢而穩定的長壽摩羯座十分吻合，據說隨著年齡的增長，他們會變得更為年輕。請佩戴煤玉，長壽和繁榮就能隨之而來！

黃水晶和煙晶是這群人的心之石，奠定這個勤勞土象星座的基礎。請將黃水晶放在工作場所，並時常佩戴黃水晶戒指和項鍊，與自我感受保持聯繫。

摩羯座，後半：1月7日至1月19日

坦桑石是這些摩羯座的神聖靈魂石，這是1967年在坦尚尼亞發現的一種華麗紫色石頭，對應於主宰星土星。坦桑石恰到好處的富麗堂皇及

罕見程度，與它所代表的星座一樣認真嚴肅。坦桑石珠寶配件會在你生命中的重要會議和時刻讓你成為閃耀的明星！

摩羯座後半的幸運朋友們擁有青金石作為護身符能量水晶，這種水晶得到埃及人和其他美索不達米亞文化的絕對敬重。明亮的藍色意味著智慧、成就和價值。我強烈建議你購買大量青金石盒子、珠寶和小雕像，全速前進！

白水晶是這些摩羯座最實用的心之石。身為地球不可或缺的元素，這種形式的石英相當普遍，但也可能是在魔法中最有效、最常用的石頭。我常常發現水晶燈提供美麗的流動和令人歡欣的負離子，請用這些燈具進行裝飾，你會走得更長遠，並在過程中感覺良好。

水瓶座，前半：1月20日至2月3日

橄欖石是前半水瓶座的首選靈魂寶石，它是有皇室傳承意味的石頭。埃及人相信橄欖石是眾神之石。這塊石頭漫長、錯綜複雜且相當離奇的歷史完全適合水瓶座，他們受天王星掌控，而天王星是混亂和充滿意外變化的星球。請在重要場合佩戴深綠色橄欖石，以紀念它們在生活中的特殊意義。

縞瑪瑙是前半水瓶座的深沉、黑暗的能量石，深受史前人民和古典時代工匠的喜愛。縞瑪瑙非常適合讓來去如風的水瓶座接地！

他們的心之石是隕石。由於其超凡脫俗的起源，隕石非常適合這些科學家和哲學家，如天王星那樣晴天霹靂的靈光一現。捷克隕石是一種神祕而強大的水晶，有許多迷霧籠罩的傳說和理論。毫無疑問，水瓶座終有一天會解開這些謎雲。捷克隕石會為水瓶座增添光彩，並將個人創造力提升到新高度。

水瓶座，後半：2月4日至2月18日

透輝石是後半水瓶座的藍色靈魂石。這塊石頭與水瓶座的官方守護星天王星、以及天王星被發現之前的守護星土星都有關連。1964年發現了包含在此種石頭內的星透輝石——它是一種神奇而華麗的石頭，具有啟發電流的特質，就像這些2月出生的發明家、藝術家和有遠見的商人一樣。

玉是後半水瓶座的能量石，它是一種萬能的療癒石和愛情之石，可以讓這些非常注重智力的人與身心保持聯繫。

後半水瓶座的心之石是紫龍晶，一種對應金星、土星和天王星的紫色礦物，近期才開始流行，非常適合2月出生、充滿當代意識的人，他們通常比其他人超前50年。紫龍晶大約於1947年在俄羅斯查拉河附近被發現，立即被認定為新世紀極為特別的石頭。

雙魚座，前半：2月19日至3月4日

因為我的生日是2月19日，所以我對雙魚座的寶石知識有非常濃厚的興趣！雙魚座受三顆衛星影響：海王星最大的衛星海衛一、木星的衛星之一木衛一、以及我們地球的月球。雙魚座的代表是一對魚，因此前半成員共用兩顆不同的靈魂石。第一個是海洋藍綠色鑽石，與雙魚座的守護星海王星有關；第二顆靈魂石是與上述三個衛星有關的海水藍寶，它曾被認為是海仙女的眼淚，是雙魚座最純淨、最和諧的能量增強石——配戴它會讓你感覺到正在優遊水中。

談到力量護身符，前半雙魚座擁有一種可變的岩石——菱鋅礦，這是一種柔軟的鈣基石頭，擁有各種美麗柔和的色彩。它是一種針對創造力的石頭，而創造力是雙魚座擅長的範疇。請將菱鋅礦放在畫架、繪圖桌或寫字台上。

蛋白石化石是敏感的雙魚座的心之石，它們是古老的碎片，隨著時間的推移，累積的礦物質會結晶並呈現出彩虹色。當然，水象星座的雙魚座也與歷史和深厚的古老智慧相連結。

雙魚座，後半：3月4日-3月19日

對在黃道上排序最末的這群雙魚座，他們的靈魂寶石是紫鋰輝石，一種非常可愛的淡紫玫瑰色寶石，大約在二十世紀剛來臨時被發現，從地質學角度來說根本是一分鐘前才發生的事情。在海王星被發現之

前，雙魚座與射手座共享它的前任主宰星木星，而紫鋰輝石就是朱比特（與木星有關）寶石，它是一種敏感的石頭，適合敏感的人們。紫鋰輝石將幫助你面對這個充滿壓力的世界，並優雅地遠離紛爭。

後半雙魚座的能量石是綠玉髓，這是一種自古以來備受推崇的寶石。綠玉髓被賦予統治權，幾乎在每個年代都為高級祭司所使用。這種水晶非常適合能夠達到最高精神進化等級的星座，請利用綠玉髓透過靈魂調諧幫助他人和自己。

後半雙魚座可以將萬用的螢石視為他們的心之石，螢石有彩虹般的顏色，與魚的彩虹鰓相呼應。這顆石頭在我們的星球上隨處可見，非常有用，它為溫柔的雙魚座提供了踏實的基礎。放在家裡或工作領域的螢石將為你的空間增添舒適感和優雅感。

令人眼花繚亂的誕生石

幾個世紀以來，寶石一直被視為形象和身份的象徵。國有國寶，正如我們所知，黃道十二宮和一年十二個月有特殊的石頭對應關係，行星也是如此，這些系統是很久以前由最早一代的天文學家和科學家所建立，就連十二使徒都被指定有神聖意義的特殊寶石！根據傳說和宗教儀式，天國的大門都也滿是珍貴寶石。依照聖經所述，上帝的寶座是用紅碧玉製成的。

誕生石承載著悠久而珍貴的歷史和傳統，帶給你與生俱來屬於自己的寶石能量。請努力去發現如何將更多誕生石魔力帶入生活，舉例來說，如果你是水瓶座，佩戴誕生石石榴石可以幫助你更了解自己的情緒，並加強你在家庭和工作中的人際關係；如果你是喜歡旅行的典型射手座，那麼現在你知道你的誕生石是專門讓你在遠離家園時提供保護；對浪漫的天秤座來說，蛋白石是「異性磁鐵」。

請認真閱讀！誕生石除了為你的外貌增添光彩之外，還會用魔法包圍你，讓你每天都能發揮自己的優勢。如果你還未擁有誕生石，請考慮將特殊而神聖的誕生石送給自己當作生日禮物！

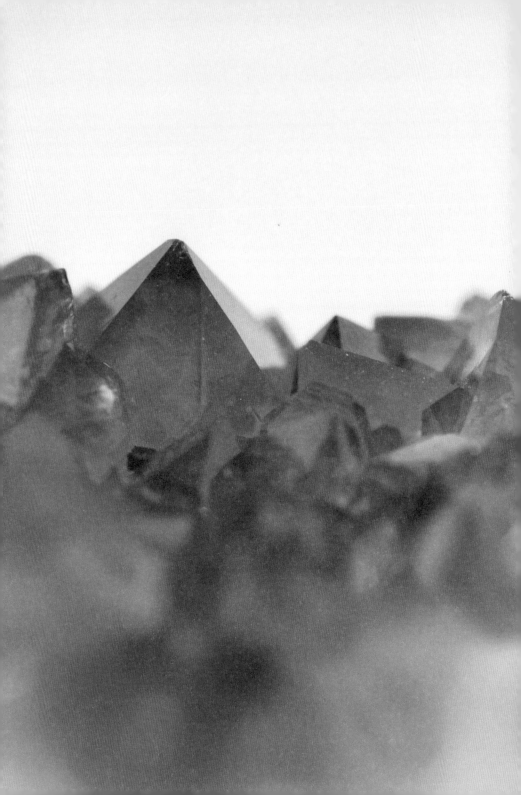

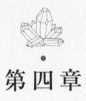

第四章

水晶能量

你 已經開始探索寶石和水晶的功效，以及它們如何以或大或小的各種方式提供幫助。透過誕生石的祝福和一些超自然的自我幫助，可以為你的珠寶注入輔助魔法，發現天然寶石和水晶的奇妙世界。現在，我們將了解這些石頭具備讓人平靜、集中精神、揭示智慧並增強身體、精神和靈魂的強大力量。一旦你開始發掘寶石的智慧並將其作為工具，讓你的生活朝著希望和夢想的方向發展，水晶能量的可能性就真的是無限無垠。

古文明在日常生活使用寶石和石珠來提高生活品質，雖然古代人使用水晶來舉行儀式和裝飾自己，但他們直覺認知到每塊石頭裡都有一種靈魂，恭敬地用寶石作為工具和護身符來象徵他們的部落，幫助他們生產、積累財富和創作藝術。石頭從一開始就是社會重要的組成元素，至今仍是如此。事實上，皇室也透過珍貴皇冠上的珠寶作為辨識方法。今天，你可以用水晶和寶石來求職、改善人際關係和自我成長。我們將從水晶能量練習開始，接著，你將學會為自己打造工具和護身符，在生活中帶出神奇的變化。

技巧和竅門：與玫瑰色一同崛起

如果你想要快速啟動生活並帶來積極的改變，請利用玫瑰色和紅色的力量。色譜這端的石頭蘊含生命能量，可以幫助你變得更有動力、更有能量、更有活力，也能為你帶來迷人的光環。佩戴這份玫瑰色和紅色寶石清單，或將它們放在辦公桌上和家中各處，立即獲得動能：亞

歷山大石、紅玉髓、石榴石、紅珊瑚、紅碧玉、流紋岩、玫瑰碧玉和紅寶石。

能量管理──你和你的水晶

你需要對水晶做的第一件事就是充電，意即要讓它與你的個人頻率和振動同步，將你的嚮往和願望放入水晶這個容器中。水晶的內在能量將與你的個人力量一起發揮作用，你的意念能透過水晶顯現或實現。

然而，這個流程的第一步是將水晶奉獻給所有眾生的福祉。流程中的一個重要環節是清潔水晶以淨化能量，儘管這是一項簡單的任務，但這對於往後的水晶使用至關重要。如果寶石或石頭沒有你企盼的那麼有效，問題可能源於最初的奉獻。請將此主要步驟當作磨練和意念指引，方法如下：將水晶放在右手手掌中，然後在腦海中想像光芒圍繞著石頭。

當石頭完全被你心靈之眼中的光所籠罩時，大聲說：「這顆水晶僅為了至高無上的善。在這塊大地的石頭中只有愛和光。」我喜歡將水晶放在太陽和月亮的自然光下二十四小時，作為淨化過程的一部分，以最大程度奉獻源自宇宙和天堂的光和愛。但是，如果時間很吃緊，你可以直接進入第二步，為水晶本身充電。

所有的石頭都擁有自己的自然能量，用意念將你的能量與水晶的能量

合併，讓水晶與你的振動頻率同步。如果你能時時留意寶石具備的強大力量，就能夠很好地使用它。仔細考慮你想把什麼樣的能量放入你的水晶中，再拿一顆經過清洗的石頭，放在一碗海鹽中過夜，並在陽光下曬一天。右手拿著水晶坐在一個舒適的位置，專注於你希望水晶保持的能量，並將其投射到其中。請記住，水晶魔法的使用不應該僅限於個人目的，而是為了更大的善。請確保你投射的是正能量，而非憤怒或仇恨，你應該大聲請求你的水晶與你一起為最高的善而運作。你正在此處進行充滿創意的視覺感應，因此請繼續集中注意力，直到你可以看到並感覺到流入石頭的能量。當充電或意念投射完成時，你會有感覺；你的直覺會告訴你。

雖然這不是最好的辦法，但你也可以為他人對一塊石頭充電。例如，如果你有一個位在地球的另一端、身患重病的朋友，你可以為水晶注入積極、療癒的能量，並將其寄送給你的朋友來進行協助。請求水晶為這個人帶來最大益處，然後將水晶給對方。

魔法交易的工具

你可以借助水晶魔法，隨心所欲地確認自己的儀式配件和工具。意念和個人能量是創造魔法的背後驅力。對許多人來說，他們最重要的工具是魔杖，但請不要害怕嘗試新的神祕工具。你會驚訝地發現，各種水晶飾品都能容納和收集你所有魔法運作能量，你的力量也會增長。

奇妙的魔杖

我看過許多華麗的、鑲嵌水晶的魔杖在形而上小店出售，我相信它們是具有超能力的，但是請記住，製作自己的魔杖真的是一件很棒的事情。請從一支自然落地的樹枝開始，打磨和拋光它粗糙的邊緣，因為它是一根魔杖而不是武器。然後，好好地進行煙燻保護。將一塊大石英水晶用熱熔膠黏在靠近魔杖手柄的地方，並用一樣的方法黏上任何與你的魔法具有相得益彰特性的水晶。黃水晶會是魔杖很好的尖點，讓你的自我認同與靈魂保持一致。畢竟，這不就是重點嗎？以下是我推薦使用魔杖駕馭力量的石頭：

琥珀用於接地。

紫水晶用於平衡和直覺。

東菱玉用於創意視覺化。

血石髓用於豐富和繁榮。

方解石用於抵禦負面情緒。

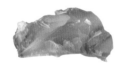

瑪瑙為你敞開大門，幫助你解決任何家庭問題。

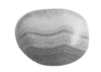

玉髓用於控制黑暗靈魂。

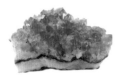

黃水晶用於獲得動力並吸引金錢和成功。

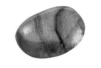

螢石用於與仙子及其他看不見的個體進行交流。

石榴石可防止流言蜚語。

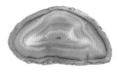

晶洞用於度過極端困難時期。

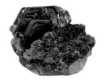

赤鐵礦代表力量和勇氣。

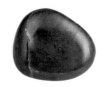

玉用於詮釋智慧或實現強大夢想。

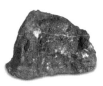

磁石讓愛人重新回到你的生活。

紅木黑曜用於性感並散發性吸引力。

苔紋瑪瑙具有說服力和療癒力。

石英水晶可以占卜你的夢想。

菱錳礦讓你維持在人生真正目的的航程上。

粉晶為愛。

綠松石用於旅行安全。

西瓜碧璽在規劃未來道路時給予幫助。

靈擺

靈擺是從內在自我收集訊息的工具。最好的靈擺是你將一根繩子或生皮綁在水晶上來製作的靈擺。你應該把它繫起來，讓水晶朝下。每次使用它時詢問靈擺：「告訴我『好』或『不好』。」水晶靈擺會上下擺動給予答案。我建議你記錄你與靈擺的運作內容，這不僅會為你提供「好」和「不好」的回應記錄，還將幫助你追蹤它們的有效性，你將能夠看到來自潛意識和宇宙浮現訊息的模式。我真的極力推薦，你可以從中學到很多關於自己和你在世界上所屬位置的訊息。我知道有些人完全依賴靈擺來幫助購物和做出各種決策。

許多商店現在都有出售附在精美鏈條上的漂亮的紫水晶和石英。請務必試試這個最簡單的占卜形式。這很有趣，而且充滿驚喜！

符文石

月光石被認作符文石最強大的水晶，它是一種特殊形式的占卜工具。據說刻在石頭上的符文或早期北歐人使用的語言字母，可以磨練和強化解讀者的直覺，從中預測未來。你也可以使用一袋閃亮而神祕的月光石來與你的預知能力取得聯繫。當其他人在早上喝咖啡時拿出《易經》或閱讀他們星座運勢時，你可以拿出一個符文並思考它對你這天的意義。

避邪符

「Amulets」（避邪符）一詞來自拉丁語，意思是「防禦」。事實上，避邪符被作為一種保護自己方式，可以追溯到最早的人類信仰。老普林尼本人支持避邪符的使用，還寫下三種羅馬人在古典時代常用的避邪符。那個時代的典型避邪符是一張刻有保護文字的羊皮紙，卷在金屬圓筒中再戴在脖子上。邪眼可能是所有避邪符中最普遍的，人們相信它們可以透過簡單地將攻擊反射回去來做抵禦。陽具符號也一直備受歡迎，以及動物的角、手，當然還有陰莖的形狀。有些避邪符是獻給特定的神，佩戴這種避邪符將受到那位神聖個體的實質保護。

美索不達米亞平原的人民會佩戴避邪符，亞述人和巴比倫人喜歡鑲嵌寶石的圓柱形印章，同時也喜歡動物形狀避邪符，因為這個避邪符會具備與該動物相關的特質：獅子代表勇氣、公牛代表男子氣概等等。古埃及人完全仰賴避邪符作為葬禮陳列，我們可以在當今博物館裡看到許多保存下來的避邪符。

為了製作避邪符，埃及人使用了一種稱為彩陶的材料，這是一種通常呈藍綠色的石英粉釉面混和物。尼羅河畔富裕的居民、皇室成員和祭司階層會佩戴珍貴的半寶石和水晶作為避邪符，青金石可能是其中最受重視的選擇，會以多種外觀呈現。荷魯斯之眼是最重要的宗教標誌；其次是象徵重生的聖甲蟲；青蛙象徵生育；以及代表永生的安卡（生命之符）。

組織完善的宗教團體借鑒了異教民族避邪符的想法，在中世紀非常流行佩戴《妥拉》、《聖經》或《古蘭經》中的一小節經文。今日，許多天主教徒會佩戴一枚紀念特定聖人的獎章，例如旅行者的守護神聖克里斯多福。威卡教信徒和現代異教徒是保護性避邪符的大力支持者，這還帶來了凱爾特符號和圖像的復興。

避邪符非常容易製作，只要你相信你的朋友會真的從中受益、了解它們所具有的特殊品質和力量，就能成為精美的禮物。如果要製作一個避邪符，請選擇一個具有所需能量的水晶，將其握在手掌中，直到摸起來很溫暖。接著，想像石頭提供的特定力量。如果你是要把避邪符送給自己，請將它作為吊墜佩戴，或塞入口袋或錢包，作為「隨身攜帶的護衛」。以下是你會需要的特定保護類型的寶石清單：

紫水晶可防止醉酒並幫助保持清醒。

海水藍寶有利於引導出智慧，並克服對水和溺水的恐懼。它也是對惡意靈魂的防守護衛。

血石髓會帶來好運，適合旅行時佩戴。

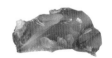

紅玉髓對於魔鬼就像大蒜之於吸血鬼一樣——讓它遠離！

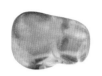

橄欖石可以驅除惡靈，促進安眠，尤其是鑲嵌在黃金中的時候。

項鍊中的**鑽石**會帶來好運，並賦予力量和勇氣。這種閃耀的石頭應該要與皮膚接觸，作為禮物收到時效果最佳。

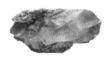

翡翠可以抵消任何魔法師的力量！

玉會提供保護，特別是對兒童，能庇佑他們的健康。它也會促進繁榮。

碧玉被認為可以抵禦有毒昆蟲和蛇的毒液。

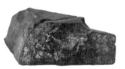

銀色的**煤玉**將有助於驅逐負面情緒。

月光石是旅行者的另一個福音，可以帶來財富和名聲。

如果將**綠松石**固定在動物的韁繩上，譬如馬，被認為對步態很有幫助。

護身符

護身符不僅是裝飾性物品，也提供保護並具有魔法特性，可以是任何有神祕特質的物品或符號。眾所周知，許多寶石和水晶都具有特殊的先天力量。特殊力量可以在儀式中自然呈現或灌輸進護身符中。人們經常將避邪符與護身符混淆，但它們的不同之處在於：避邪符會**積極**保護佩戴者免受傷害、邪惡和負面影響，而護身符會主動將佩戴者附加一種力量。例如，被湖中女神賦予至高無上的王者之劍，也賦予了亞瑟王神奇的力量。

魔法書（Grimoires）提供了關於製作護身符的說明。使用護身符的原因有很多——愛情、財富、賭博的運氣、能言善道的能力、美好的記憶、防止死亡，任何你所想到的目的，都能有個可應用的護身符！

神聖的石頭形狀

*   **安卡形**石頭代表著生命的鑰匙。利用這個古埃及符號來培養創造力、智慧和生育能力。
*   **簇**是最常見的天然水晶形式之一，可為生活帶來平衡與和諧。
*   **鑽石形**石頭會帶來富裕和富足的能量，據說可以吸引財富。
*   **蛋形**石頭代表創造力，並為佩戴它們的人帶來新想法。
*   **心形**石頭是愛的能量，促進自愛和浪漫。
*   在石頭上自然形成的**洞**是非常吉利和神奇的。如果你在月光下透

過孔洞看，應該能看到異象和靈魂。

* **人體部位形狀**的石頭為該身體部位帶來了良好的能量，並強化這些部位。

* **方尖碑**是四邊形的金字塔頂形狀，是美妙的能量啟動器。請把你的願望寫在紙上然後放在方尖碑下，讓願望成真。

* **八面體**，八面石，為混亂帶來秩序，非常適合分析和組織。它們也非常適合療癒。如果身體不適，可以在口袋裡放一個八面體水晶，這樣你很快就會感覺好一點。

* **金字塔形**的石頭會將能量往上帶，朝向它們的尖端。我有一個漂亮的小孔雀石金字塔，我把它放在我的電腦上，只是因為我喜歡看它。然而在需要的時候，我會將一美元鈔票放在它下面，並想像金錢能量從石頭中流出。

* **長方形**的岩石和水晶代表上帝的能量。除了象徵男性能量和陽具之外，這個形狀還象徵能量本身和電流，它也代表保護。矩形寶石非常適合愛情和性愛咒語。

* **圓形**石頭代表宇宙和女神。他們是靈性的象徵、與宇宙連結、女性氣質，當然還有懷孕。圓形水晶可用於所有愛情咒語並增加吸引力。

* **方形**石頭代表大地，是富足和繁榮的預兆。

* **三角形**石頭是守護石，會保護佩戴者。

魅力盒

魅力盒也稱為咒語盒，是你可以輕鬆為自己製作的簡單魔法工具。古文化會利用盒子來舉行儀式魔法、存放神聖物品，尤其是美洲原住民、希臘人、凱爾特人和埃及人。著名的聖經約櫃不也是一個神奇的盒子嗎？中世紀有很多咒語工作都圍繞著盒子開展。即使是年輕女子的希望盒也是一種神奇的盒子，裡面裝滿對幸福婚姻的願望、意念和素材。

寶石魔法盒可以囊括對你特別重要的水晶，也可以在盒子外面黏貼寶石裝飾。你可以用橄欖石或東菱玉、綠色蠟燭、廣藿香和乾燥蕨類植物製作一個工作咒語盒。

用兩塊粉晶、一支粉紅色蠟燭、玫瑰花瓣和兩枚銅幣製作一個愛情咒語盒；利用紫水晶和石英水晶、丁香和迷迭香製作通靈咒語盒。

神祕之鏡

自古以來，鏡子就是魔法的工具，它們閃亮、光滑的反光表面非常適合用於激發想像力和直覺，也難怪這些通向另一個世界的門戶能促進通靈察覺。黑曜石、其他閃閃發光的岩石類型及火山玻璃向原始人展示了與看不見的精神交流的機會，這就是我們現代人在獲取能量時所做的事情。

當哈利波特以凝視魔鏡聞名時，他喚醒了大眾對這一個傳統的認識，我聽說魔鏡的銷量爆增。縱觀歷史，尋求解答的人都會利用鏡子、甚至是裝滿墨水的碗來窺視另一個維度，凝視球和凝視池也是用於與聖靈交流。

你可以製作自己的魔鏡並用水晶讓它充滿力量。首先，請準備一個圓形的十元商店鏡子，最好是塑膠或木製框架，方便黏貼花。請確保鏡框有足夠的面積能固定寶石，然後從寶石商店購買50到100個小水晶——形狀相似、尺寸相似的各種石英和半寶石。除非某種石頭對你有特別的吸引力，不然可以使用彩虹顏色。例如，紫水晶是我的誕生石，因此我偏好使用全紫水晶魔鏡，這只因為覺得自己與這顆可愛的紫色半寶石有更多的連結。

用柔軟的乾布清潔鏡框，並在上面塗透明的快乾膠。將水晶卵石以任何你喜歡的圖樣黏上鏡框。我見過各種顏色討喜的同心圓設計，中心從最深、最暗的紅色石榴石開始，到外圍最淡紫色鵝卵石，最後是一層透明的石英。我也看過華麗的鵝卵石螺旋和佩斯利圖騰，還有許多各種圖形。

我認識一些寶石魔法師擁有幾個適用於不同類型探索和查詢的魔鏡。橄欖石鏡（獅子座的誕生石）非常適合審視自我形象問題和以自己為中心的事；紅寶石鏡（以非常實惠的紅寶石原石製成）非常適合處理愛情方面的問題；玉鏡則有助於解決金錢方面的問題。水象星座（巨

蟹座、天蠍座和雙魚座）可以用他們在沙灘上漫步時收集的海玻璃和貝殼製作魔鏡，任何被海洋吸引的人也能從貝殼魔鏡中受益。在尋找答案時，許多人會去海灘或水邊散步，而貝殼魔鏡在幫助尋求答案時有雙倍效率！

紫水晶仍然是我書中的佼佼者，我推薦準備一面以這種石頭裝飾的鏡子，它可以是非常可靠的魔法工具。紫水晶是一種很好的平衡寶石，也是所有寶石中最能增強直覺的寶石之一。

儀式刀劍

如要製作自己的儀式劍或儀式刀（英文為ahames，發音是a-THAW-mays），你可以將選定的水晶貼在你從一般商店或製劍專門店那裡購買的金屬製品上。或者，如果你是購買已經有水晶的儀式劍，就可以替換使用，讓它充滿你的能量。劍的概念是讓你在精神世界中揮舞它，避開惡意能量和負面情緒。當你的手裡拿著劍，你就是領域的主人，統治著你的魔法陣。匕首（bolline）通常是一種用於製作其他工具的白柄刀（white-handled knife），只能在魔法陣內使用，這裡的魔法陣是指透過說話儀式標註四角和四個方向而形成的邊界。

大釜

用於魔法儀式的重要工具，大釜通常是鐵製壺，但你也可以用任何凹

形或碗狀物體（例如大石頭或水晶晶洞）作為象徵性的大釜。

魔法繩

這根繩子會將魔法與你結合，最理想的材質是用紅色羊毛或絲帶編織製成。它有9英尺長（約274.32公分），一端繫成一個環以代表女性能量，另一端則維持鬆散或脫線以代表互補的男性能量。在繩股上編入水晶珠可以增強魔法特性，我建議使用透明的石英水晶珠，它是能量放大器，但你也可以使用其他石頭達到各種效果：粉晶代表愛情，黃水晶代表接地氣，翡翠代表事業興旺發達，藍色青金石代表創造力，紫水晶能提高直覺和通靈能力。本書第二部分中的說明將引領你了解其他水晶珠選擇。

DIY魔法瓶

從伊麗莎白時代就開始使用的魔法瓶（或法術瓶）可以擔任守護者的角色。他們在十七世紀的英國被稱為女巫瓶，因為最初是被拿來盛放用於魔法用途的物品。雖然絕大多數的魔法瓶已不再被使用，但你可以基於許多理由為自己製作客製水晶魔法瓶。你可以為了植物的健康在花園裡放一個魔法瓶，在壁爐架上放一個保護你的家，在你的床邊放一個以帶來愛和幸福，在廚房裡放一個以擁有良好健康。這些魔法瓶主要用於保護，你也可以在其中放入夢想和願望的象徵，例如關於和平的花朵、作為紀念的迷迭香、為生活帶來刺激的肉桂。

製作魔法瓶的方法非常簡單，你可以將選擇的水晶黏在蓋子或軟木塞頂部，或將它們放在瓶子裡面。這裡有一些可嘗試的選項：

* **針對財運**，將三便士和一些黃鐵礦或將玉裝入瓶中，把這個瓶子放在辦公桌、家中或工作場所。當你想到財務相關的念頭，就搖一搖魔法瓶，你的財運會在3日內強化。
* **針對愛情**，在瓶子放入玫瑰花蕾或玫瑰花瓣、玫瑰精油、粉晶，把瓶子放在床邊。每天晚上用愛情魔法瓶裡的油點燃一支粉紅色的蠟燭。你的浪漫前程將在第七天變得一片光明！
* **為了營造一個寧靜安全的家**，請從屋外（或最近的公園）取一茶匙泥土，放入裝有煙黃玉或棕色碧玉的瓶子中，然後將這個瓶子放入家門口附近的盆栽裡。請在每次為植物澆水時想想家的神聖性，你住所的寧靜會隨著植物的成長而降臨。

掃除生活中的負能量——淨化掃帚

你需要這把特殊的掃帚來淨化你的家。在與你所愛的人發生爭吵、情緒低落或歷經任何需要離開個人空間的心煩意亂後，居家淨化對於清除負能量非常有用，我甚至建議你每天早上把負能量掃到外面。請記住，這不是高級客房服務的那種清潔，而是一種象徵式的行為，用來維護居家以作為個人避難所，非常有效。

你可以將捆在一起的稻草綁在自然掉落的樹枝上，製作自己的淨化掃

帚，或將咒語（mojo）增添到市售的掃帚上。用銅線纏繞在掃帚，或把稻草綁在掃帚上，由金星守護的銅會帶來美麗的光環，袪除負面情緒。用膠水將水晶黏在手柄以強化掃帚。建議用於空間清理和淨化的水晶有：

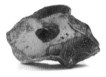

帶來喜悅的**琥珀**

針對寧靜的**藍紋瑪瑙**

針對健康的**珊瑚**

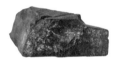

吸收不良能量的**煤玉**

用來保護的**瑪瑙**

用於安全的**矽化木**

虎眼石能保護你的心靈避免能量消耗

綠松石用於放鬆和平靜

技巧和竅門：停車墜飾

將紅色碧玉用繩子掛在汽車後照鏡上，就能很快地解決停車問題。當你需要一個車位時，請摸著碧玉說：「坐下，坐下，幫我找個地方！」記住務必要感謝停車神和停車女神，以保留祂們的青睞。

占卜鏡和水晶球

水晶球占卜是透過觀察合適表面的占卜方式，這個表面可以是水、牆上的鏡子、水晶球或一塊石頭。有些人非常擅長從火焰或茶杯底部看到異象，然而，光滑、自然的表面更加適合，而且不會分散注意力。

我喜歡想像最初的占卜鏡是一塊閃亮的大黑曜石。古人有專門的先知和女祭司從事預言未來的工作，用手頭交易來的各種水晶作為創造和使用工具。毫無疑問，他們會很高興地知道我們仍然使用半透明石英和神祕的火山黑曜石製成的水晶球！每次使用前後，我都會用雨水清洗水晶球，然後放在陽光和月光下一天一夜，然後就能隨心所欲地進行儀式！

自聖經時代以來就已使用水晶球占卜，這甚至在創世記第44章第4-5

節（NKJV）中被提及。女王伊麗莎白一世將天上和所有看不見的事物都委託給傑出的數學家和形上學家約翰‧迪伊（John Dee），他使用拋光黑曜石製成的鏡子，他的傳承讓後來的魔法師和通靈者更偏愛黑色鏡子。迪伊利用水晶球占卜，在召喚某些天使時發揮了巨大的作用。他回報在儀式期間聽到敲擊聲，甚至還有一些聽起來像貓頭鷹尖叫的聲音。

水晶球占卜是凝視表面並以視覺形式接收訊息的魔法形式，據說這讓我們與阿卡西記錄有更直接的聯繫。阿卡西記錄是神智學家魯道夫‧施泰納（Rudolf Steiner）所擁護的宇宙記憶儲存理論。

除了占卜過去、現在和未來之外，水晶球占卜還能用於許多目的。你可以連結靈魂導師，提升創意視覺化技巧，甚至可利用它作為通往靈魂離體（astral plane）的出入口。你該用乾淨的棉布擦亮鏡子，如同對待水晶球和其他神聖工具那樣，並將它們存放在特殊的保護袋中。

石英水晶球擁有你必須練習使用的內在力量。一直以來，它們都是民間傳說、神話、魔法和形上學的一部分。偉大的哲學家兼內科醫生帕拉塞爾蘇斯（Paracelsus）在文藝復興極盛時期聲稱：所謂的魔法水晶應被用於「正確地觀察一切，取得並理解其箇中內涵」。我很高興它們也出現在童話故事和迪士尼故事中，這代表水晶球在我們的文化和集體思維中是多麼根深蒂固，即使是那些避免論及任何巫術的人也了解水晶球的力量！

水晶球有其權威性，對我們發展通靈能力有很大的影響。當你凝視水晶球時，可以看到過去和未來的時間構造。你所見的可能是一個以閃爍、纖細圖像暗示勾勒出的景象，你必須練習和磨練你與水晶球能量的協調。許多通靈師在解析時使用水晶球，有些人表示在水晶球中看到了個案的光環影像。你必須真正清楚的是如何解讀所見，收集有關人們的人生訊息是一個龐大的責任，需要確定自己正在解析的內容。有一種方法是學會相信你身體的直覺中心，對我（以及其他許多人）來說，這是一種直覺——真的就是在我的腹部。我有一種確認或了解的感覺，然後以此做出表述。如果我沒有得到任何這種身體感覺，就只會解釋成我不知道自己在解讀什麼，或者我沒有真正「得到任何東西」。比起偽造，最好說你不知道。

你可以透過與夥伴合作來提高通靈技巧。與你的夥伴對坐，中間放一個水晶球。看著球並進入球裡，在中途閉上眼睛，在進入球的同時利用你的整個大腦。清空所有其他想法，盡可能集中注意力。應該要逐漸開啟你的第三隻眼，視覺和直覺會從那裡出現並投射到水晶球中。當你訓練思維時，這個模式會變得更清晰，得到的印象也會更確認。你應該要相信自己所見是真實的，並找到一個會傳達理解的身體部位，就像我的腹部所做的那樣。向你的夥伴表達你所看到的，當他向你揭示他的所見時，請聆聽。在至少三輪各自解讀和揭示之後，請同時分享所見，了解你們是否看到相同的內容！

有一種水晶球冥想是可以自己嘗試的心理練習：在一個黑暗的房間

裡，坐著並用雙手手掌拿著水晶球。讓它碰到你的心，然後輕輕地讓它觸碰第三隻眼睛所在的前額。接著，將球舉在眼前，靜坐不動，凝視它至少三分鐘。在球中想像純白光芒並維持那個意象。每天的白光想像練習請不要超過半小時，然後就該讓你的頭腦、眼睛和水晶球休息。如果你每天都這樣做，你就會在一個月內開始熟練水晶球凝視。

你不應隨意選擇水晶球，這是一個非常私人的工具，它有自己的能量，也會充滿你的能量。請把它想像成容納大量個人能量的容器，確保它是適合你的，就是你自己。請不要讓其他人觸碰你的水晶球，如果意外發生這種狀況，請將它放入一碗海鹽中一整晚，就能清除外部能量和影響。

高度拋光的玻璃狀綠柱石和石英水晶球體已經被使用數千年，自古以來，療癒師、薩滿巫師、巫醫和藥師就一直在使用骨製品來占卜。凱爾特人和德魯伊人偏愛綠柱石作為他們的占卜水晶，綠柱石擁有「權力之石」的盛名，使用水晶來預測未來在中世紀和文藝復興時期非常普遍。亞瑟王傳奇中的神話巫師梅林一直隨身攜帶著他的水晶球！純石英水晶球相當昂貴，但如果你認真地利用自己的直覺並應用於好的面向，這筆錢就值得。大多數我認識使用水晶球的人，都會看到模糊和煙霧繚繞的圖象，包括許多療癒師和老師都是如此，所以請不要期望自己的體驗會像看電影一樣！每顆水晶球都是獨一無二的，都有自己的能量。

這裡有一些範例：

紫水晶為商務提供建議，特別適合律師和作家。

綠柱石可以幫助你找到任何遺失的東西——鑰匙、珠寶、金錢、人！

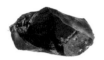

黑曜石是業力之石，可幫助你看到並解決前世問題。

石英水晶可以讓你接觸有助益、能預測未來事件靈魂指導。

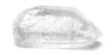

透石膏對任何有關家庭生活和住家的事情都特別有用。

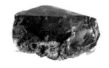

煙水晶將你與自然靈魂連結，並提醒你生活中應該避免的事情。

技巧和竅門：為什麼需要水晶球占卜？

如果你曾在生活中遇到其他人無法幫助你解決的問題，占卜鏡或水晶就能提供建議。任何你覺得需要洞察和解答的時候，水晶球占卜可

以給予指引的光。你在工作受到阻礙嗎？你是否焦躁不安卻不知所以然？你懷疑有人對你不誠實嗎？請嘗試水晶球占卜！ 以下是一些用於直覺力的占卜水晶：

紫水晶開啟你自己的通靈能力。

帶孔雀石的藍銅礦有助於學習和集思廣益。

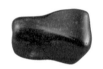

血玉髓保護你不受他人欺騙。

天青石提供你非常特別的協助：來自天使賦予力量的洞察力和建議。

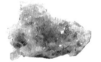

矽孔雀石可幫助你發現並解決人際關係難題。

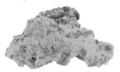

如果你正在尋找新工作，**青金石**可以為你開道。

在月光下使用**透石膏**可以為你的未來帶來愉快的願景。

清潔水晶球

你應該在調校新水晶球後的第一個三十三天進行一次妥善清潔,包含物理面和能量面;三十三是一個充滿力量的數字,正好是最適合的等待時間,屆時水晶球就會充滿你的個人通靈能量。我建議隨身攜帶,放在口袋裡,如果它體積更小,甚至可以放入小袋子掛在脖子上,持續與你身體不斷的互動將使你和水晶球同步。

如要徹底清潔水晶,請將它放在一碗海鹽中七天。把你的水晶球當作珍貴的東西,將它保存在軟布中,我偏好深藍色絲綢袋。勿將水晶球放在合成材質中——它來自大地,需要與地球的接地能量保持連結。

如果你和我一樣,雙手有點黏、總是擦護手霜,你只要在每次使用後用溫水清洗水晶,然後用柔軟的天然纖維布擦拭即可;一切都會好好的。請以最高的敬意、最崇高的關注和高尚的心思看待你的水晶球,它將在你的一生中提供優質服務。此外,請持續留心,你正在將水晶球用於宇宙的愛和療癒目的,效果應如是。

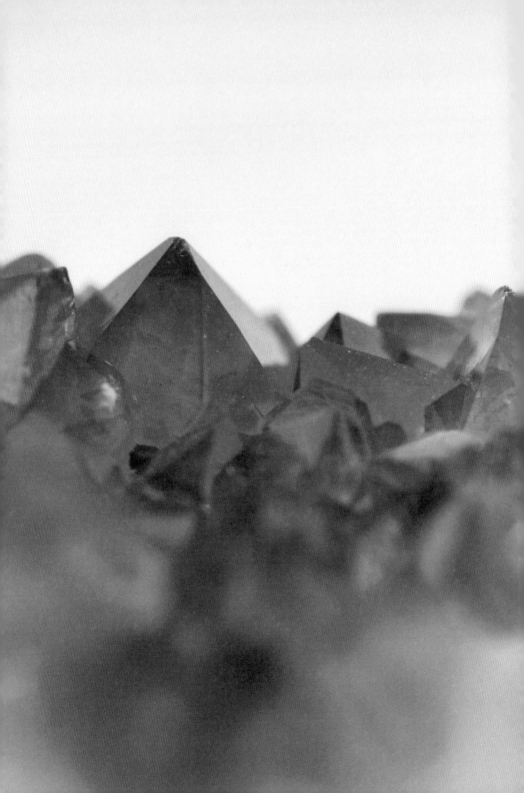

第 五 章

水晶咒語與石頭符咒

魔法存在於我們的內心；我們用自己的思想和行動創造它。這是我們最深層且與生俱來的個人力量，是我們每天汲取的能量。魔法（包括寶石魔法）的目標是帶來需要的改變，讓自己並為生活中的人們和世界變得更美好。我們從內心的意念出發，努力為和平、愛、繁榮、健康、家庭、靈魂以及其他生活中總會需要精進的領域帶來改變。以下幾頁中的石頭魔法和水晶咒語是你可以從現在開始用來創造幸福的「配方」。

釋放你的個人力量

如果想開始使用你的魔力，首先必須搭建舞台，創造一個完美的環境來孵化你的想法。為此，你將建造一座寶石神殿，這是你日常召喚和沉思的試金石。你可以佈置你的住家並點燃你內在火焰，清除個人阻礙，並邀請友善的靈魂來幫助你追求超自然的力量。在家裡設立神龕或聖壇極為重要，那是一個力量中心，你可以在此存放石頭並進行儀式和咒語。這裡是你的能量源頭，你可以每天重新整理自己和靈魂。聖壇的使用次數愈多，它就愈能積聚能量，你的法術也就愈有效。

請在一張矮桌上放一條白色圍巾和光譜中每種顏色的蠟燭各一：白色、紫色、藍色、綠色、黃色、橘色、粉紅色、紅色和黑色。將它們放在神奇的彩虹拱形上。將琥珀薰香放在彩虹中心的石英水晶碗中。琥珀有利於創意和療癒，還含有來自大自然的岩石樹脂結晶顆粒。在聖壇上的不可燃容器或貝殼中放一根鼠尾草棒或一根煙燻棒，每天用

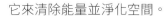

它來清除能量並淨化空間。

接下來，在聖壇上放上能反映你個人抱負和靈魂力量的代表物。我把新鮮的野花放在一個花瓶裡，旁邊是一位年輕女神傾倒智慧之水的雕像，象徵水瓶座。我還有幾個鮑魚殼，代表我的雙魚座性格，讓它與磁鐵礦方尖碑及水晶球對齊。讓想像力自由馳騁！使用具有特殊意義的宗教圖標、圖樣或照片——任何能表達你內心深處靈魂的東西。

如果你的聖壇上有方尖碑或金字塔，你可以將寫有期待和願望的紙放在水晶下面。要記得風水的基本原則，在你最左邊的金錢角落放繁盛石，在你最右邊的愛情角落放浪漫石。

你選擇的水晶應該完全是個人選擇，請逛逛你最愛的寶石店，看看自己對什麼最感興趣、最能引起共鳴。以下是一些你可以選擇的水晶，以及在生活中你所想要與其相關的特定魔法和能量：

* **創意**：天河石、東菱玉、紅玉髓、橄欖石、綠玉髓、黃水晶、綠碧璽、孔雀石、黃螢石
* **直覺**：紫水晶、藍銅礦、天青石、青金石、月光石、透石膏、煙晶、方鈉石、星光藍寶石、黃方解石
* **愛情**：紫水晶、東菱玉、磁鐵礦、菱錳礦、粉晶、孿晶
* **財富**：血玉髓、紅玉髓、黃水晶、樹枝瑪瑙、鑽石、石榴石、鷹眼石、苔紋瑪瑙、橄欖石、紅寶石、虎眼石、黃玉、黃色藍寶石

*   **自信**：藍銅礦、玉髓、矽孔雀石、綠碧璽、赤鐵礦、金紅石石英、虎眼石
*   **寧靜**：琥珀、東菱玉、藍玉、青銅礦、赫基默鑽石、煤玉、紫鋰輝石、月光石、縞瑪瑙、橄欖石、石英、玫瑰石
*   **成功**：紅玉髓、黑曜石、石英、透石膏、蘇打石、托帕石
*   **活力**：瑪瑙、東菱玉、血玉髓、方解石、玉髓、黃水晶、青銅礦、祖母綠、石榴石、橘色方解石、紅寶石、托帕石
*   **智慧**：祖母綠、螢石、赫基默鑽石、捷克隕石、蛇紋石、黃色方解石

月相

在月亮週期的最佳時刻施展法術，可以使你的力量最大化。當你閱讀本書中的儀禮和儀式時，請將這個基礎魔法僅記在心：每個月亮週期都是一個新階段的開始，此時月球位於太陽和地球之間，因此從地球上看不到被照亮的一面。月亮會逐漸盈滿，直到它移動到地球的另一邊。當它到達地球的遠端時就是滿月階段，它被照亮的一面面向我們。然後它會逐漸虧空，直到再次回到新月階段。

整個週期需要一個月，期間月球繞地球運行。你需要一份天文指南或曆書以了解受月亮支配的星座，我最喜歡的是Llewellyn的每日行星指南。月亮每兩、三天會從一個星座移動到另一個星座。

施展魔法

通靈藍銅礦法術

偉大的通靈者和療癒師埃德加‧凱西（Edgar Cayce）利用這種美麗的藍達到驚人的冥想狀態，他在這個狀態中擁有驚人精準的預示和預知夢。藍銅礦確實有助於達到高度的精神清晰度和專注力。如果你在此時此地找不到問題的答案，可以試著在靈界尋找解決方案。請將問題寫在紙上，然後將它放在窗台上的小藍銅礦下收集一晚月光。

請在上午11點11分舒適地躺在安靜而黑暗的房間裡，將藍銅礦放在額頭上的第三隻眼處。用11分鐘淨空你的頭腦並冥想，然後坐起來，聆聽腦海中浮現的第一件事——它應該是關於當前問題的答案或訊息。請寫下你收到的話。在這一天接下來的時間裡，你將處於一個優雅、心思更高等的狀態，期間你會聽到訊息和答案，在你的生活多個面向給予指導協助。如果你和我一樣喜歡這種冥想，你可以在每天早上和晚上的11點11分各進行一次。我強烈建議你將這些「藍銅礦的答案」寫在日記裡。你可能會收到很多要數年後才能理解的訊息，這使你的日記成為寶貴資源，也是你開啟特別人生的關鍵。

激情咒語

如果你和我一樣現在買不起紅寶石，最近商店裡出現了一些一顆只要價三美元的紅寶石原石，這讓我很高興。我現在可以衝動購買那些

紅寶石了。紅寶石是充滿激情的寶石。這裡有一個可以在白天燃起動力、晚上與愛人一起熱情燃燒的簡單方法。請用左手將紅寶石放在心臟上方，大聲說三遍：

「我能感覺到熱情

在你的皮膚

還有你的唇；

我能品嘗到吻的甜蜜。

你的手在我身上，

我的手在你身上；

噢，愛人，聆聽我的歌曲。

今晚，我們將合一

通宵整夜。」

現在，請你將用心暖過的紅寶石放在口袋裡一整天。別忘了打通電話給你的愛人，邀請他或她度過一個漫長而美好的夜晚。

狂喜靈藥

靈藥是一種非常簡單的藥水，是將水晶或寶石放入一杯水中至少七小時，然後取出石頭飲用。這些水此時承載了石頭的振動能量，是水晶的本質。這是接受水晶療癒的最簡單方法之一，而且立竿見影。

紅色石頭總是讓生活充滿渴望，因此針對狂喜靈藥，我們要在這裡進行挑戰，在靈藥中放入盡可能多的紅色石頭！請將以下寶石放入一杯水中：紅玉髓、石榴石、紅寶石原石、紅珊瑚、紅玉、碧玉、紅縞瑪瑙、赤銅礦、東菱石和紅色方解石。如果你沒有全部的寶石，只需混合搭配即可。即使是一顆紅寶石原石和一小塊碧玉，也是滿滿的愛。

將狂喜靈藥放在房間或聖壇的愛的角落。請點燃琥珀線香和紅蠟燭，然後念出這個咒語：

「這塊玉是我的快樂，石榴石是我的恩典。」

將水放在聖壇上七小時或一整夜，起床後飲用。你的生命能量會加快，應該會覺得非常振奮、準備好出發。

展現靈擺

如果你是一位準備向世界展示作品的創意者，你可以佩戴自己製作的護身符以確保得到正面的成果。許多表演者、藝術家、音樂家和其他需要靈感的人都有幸運衣物或其他象徵物，讓他們有勇氣以最好的方式展現自己。

水晶和寶石魔法非常適合協助你取得成就。請在你的口袋或錢包中放一塊護身符能量石，成就感就會圍繞在你的周圍。選擇護身符時，請

謹記以下幾點：

* **紅色寶石**，如石榴石、紅寶石、紅玉髓、紅碧玉和玉，非常適合吸引積極關注，例如宣傳你的獨奏會或詩歌朗讀。針對演講、表演、簡報或藝術呈現，請佩戴紅色珠寶。
* **綠色寶石**，如祖母綠和橄欖石，非常適合發揮你的財富潛力和成功的新專案。如果你正在準備可能盈利的創意成品（推銷一本書或藝術開幕）請務必佩戴綠色首飾。
* **藍色寶石**，如綠松石、托帕石、青金石和藍寶石，可以幫助你看清楚、清空阻礙。如果你想讓某人看到並分享你的創意願景，藍色寶石最適合你。

墜飾手鍊符咒

大多數人都沒有意識到經典的墜飾手鍊上的那些裝飾，那是代表佩戴者願望的神奇符號。針對財富，請將羅馬硬幣戴在手鐲上；針對愛，請試試看一顆愛心。

小指力量

戴在右小指上的純銀戒指具有最大的魔力作為保護，尤其是刻有你的出生星座、占星符和神聖五角星的戒指。為了讓戒指具有保護力，請將小指覆蓋在心上並喊出：

「銀戒，請覆蓋並包圍我。為你稱頌。」

呼喚所有天使

你可以使用直覺和預言能力，並在這個週三儀式中尋求天使的幫助。
你會需要：一塊天青石、一掌心的丁香粉、乾鼠尾草和琥珀樹脂。

請用研缽和研杵將草藥混合在一起。把天藍色的天青石放在你面前，
大聲說三遍：

「召喚所有天使！
請來玩樂。
現在和我在一起，
告訴我如何行自己的路。」

在你的壁爐或盤子裡燃燒草藥，同時看著天青石並專心在一個問題
上，例如：「是否要接受新工作」或「是否要結束一段關係」。利用
這段時間來淨化你所有的擔心、憂慮和思緒，給予純粹的洞察力一條
道路。答案會出現，天使總是會給你一個祂們來過的跡象，可能是以
驚人的巧合、廣播中的歌曲或以其他甜蜜驚喜的形式出現。

色彩工藝

蠟燭魔法是水晶魔法的中流砥柱。我每天晚上都會點蠟燭，旅行時也隨身攜帶。只需要應用色彩魔法的基本規則，就可以讓這個練習起作用：針對你的願望要有一個明確的意圖，並從下面的列表中選擇合適的顏色蠟燭。在對應的那天開始在你的聖壇或家中任何特殊空間燃燒蠟燭，以相同顏色的蠟燭連續七天重複這個儀式。

* **星期日**：太陽掌管這一天；請使用金色或紅色來影響老闆、升遷、健康、名望或成功。
* **星期一**：月亮掌管這一天；請用銀色或橙色來影響家庭、下屬或情緒。
* **星情二**：歸火星掌管；請使用黃色來影響挑釁、性、衝突或信心。
* **星期三**：歸水星掌管；請使用綠色來影響交流、學習或智力。
* **星期四**：歸木星掌管；請使用藍色來影響醫療、法律問題、金錢、靈魂、誠信、安全或保障。
* **星期五**：歸金星掌管；使用靛藍來影響美學、婚姻、人際關係、戲劇、藝術、音樂或家庭。
* **星期六**：歸土星掌管；請使用黑色來影響判斷、障礙或財產。

就業咒語

這是我在舊金山的第一天就找到一份好工作的方法之一：點燃一根金色蠟燭，將它放在黃鐵礦水晶旁邊的一個特別位置，黃鐵礦也被稱為愚人金。請重複這個咒語八次，同時右手拿著金子，並在想像自己在夢想工作中的樣貌：

「我看到最適合我的工作；
我看到了一個富足之地。
我心甘情願；
我的新老闆永遠不會後悔。
這份工作現在就會主動找我；
對所有人都無害，我發誓。
願我所言如是發生。」

收入來源

在就業咒語之後，你可能會希望透過金錢洗禮讓自己沉浸在繁榮的水域中。這種特殊的儀式在星期四晚上的新月或滿月期間進行最有效。請將蘋果綠或檸檬馬鞭草精油倒入流動的洗澡水中，在一根綠色蠟燭的光線下沐浴。當你閉上眼睛時，請冥想你最真實的想望。個人財產對你來說代表什麼？你真正需要的是什麼，你真正想要的是什麼？當你清楚自己的答案時，請戴上你所有綠色寶石首飾——橄欖石、綠

玉、碧璽、孔雀石等，一邊專注於蠟燭火焰並低語：

「此時此地，我已經確認意念。
我將擁有新的好運，所有的需求都會得到滿足。
對所有人都無害且富足。為你稱頌。」

燒掉壞運氣

有時，世界會因與工作、財務和各種阻礙，使我們不知所措。但這些問題並不是你無法控制的！釋放厄運最好的時間點是滿月之後或任何一個十三號星期五。

如果你遭遇了不幸的連擊，請為自己準備一根大黑蠟燭、一顆黑曜石球（或至少是一個黑曜石水晶）、一張白紙、一支黑色墨水筆、一個取消印章（cancellation stamp，在任何文具店都可以買到）和一塊大而平坦、中間略微凹的岩石。請在紙上寫下你希望擺脫的東西，將蠟燭和黑曜石放在平坦的岩石上，在開啟的窗戶附近點燃蠟燭，這樣負能量就會離開你的家。當蠟燭燃燒時，請吟誦：

「上弦月，最睿智的大地之母西布莉，
請從我身上卸下這個負擔。
在這個如此晴朗明亮的夜晚，
我今晚將＿＿釋放給月亮。」

把燃燒的蠟燭插在你的花園裡十三分鐘。拿起印章並在紙上標上「已取消」，把蠟燭熄滅，將紙從靠近你這端往遠離的方向折起，然後把它放在平坦的石頭下面。重複這個過程十二個晚上（總共十三個）。在最後一晚，理想情況下應該是新月的夜晚，請燒掉紙，把蠟燭、紙灰和石頭埋在遠離家的地方。感謝月亮對你的幫助，讓厄運離開。

幸運石法術

另一個針對財務問題的幸運符是在滿月時將七顆小綠松石放在窗台上七個小時，然後拿起石頭，將它們握在手掌中，念出這個願望咒語：

「運勢快，運勢好。

數到幸運七，好運屬於我。」

將這些幸運石裝在一個亮藍色的袋子裡隨身攜帶，並等待祝福降臨在你身上。你可能會收到禮物、贏得免費服務，或者在路上發現錢。

錢袋

與其追逐金錢或財產，你可以簡單地用古老的智慧將它們吸引到你身邊。一個裝滿馬鞭草、銀幣和青金石或橄欖石的綠色小袋子，就是為你的生活帶來積極改變和吸引好運的強力工具。

在上弦月（最好是月亮在金牛座時）準備你的金錢吸引袋，將袋子放在乳香線香上，讓煙霧在你說話時為小袋賜福：

「月亮是銀幣；
我隨身攜帶月的豐盈。
願祝福降臨你我。」

富足鮑魚殼

星期四是以木星或朱比特命名，原為北歐神話中的雷神，代表快樂、擴張和一切豐富的事物。這是一個屬於木星星期四的咒語，將為你帶來絕佳的機會。

請在星期四去樹林、公園或海灘散步，帶上一個鮑魚貝殼和兩支許願蠟燭——一支綠色，一支紫色。在路上收集野花，最好是黃色的，譬如蒲公英。將蠟燭放在鮑魚殼內，用鮮花和大自然中任何對你有吸引力的禮物環繞貝殼——彩虹色的羽毛、光滑的漂流木、噴砂的海玻璃。站在你的天然祭壇前思考你將要享受的美好充實的生活，點燃蠟燭說：

「如上、如下，
世界的智慧將自由流動。
致完美的可能性，我臣服。心願如此。」

杏仁吸引油

利用杏仁和杏仁油是一種可以吸引更多任何你想要的事物到生活中的簡單方法——愛、金錢、新家，由你決定！偉大的通靈者埃德加·凱西甚至相信每天吃五個杏仁可以預防癌症。我每天早上用杏仁油塗抹自己，作為一種對健康和財富的自我祝福。也許這種吸引油也會對你有莫大幫助。

如果你感到經濟拮据，試著在你的錢包上擦一些杏仁油，然後想像裡面裝滿了現金。將這種精華塗抹在磁鐵礦上可以奇蹟般地將願望直接帶到你面前，或在綠色蠟燭上滴一、兩滴也會產生明顯不同。

杏仁油的作用很快，因為它由在空氣領域運作的速度和溝通之神水星所掌管。

可愛的磁石

石頭、水晶和寶石被認為是地球上最純淨的飽和型態。當你獲得帶有石頭或寶石的新首飾，或用岩石和鵝卵石裝飾住家或花園時，請對這些來自大自然的禮物表示感謝。請在花園小徑和家門口撒上百里香、雛菊花和肉桂粉。另外，請在你的薰香爐中燃燒這種混合物並念誦：

「大自然母親，

我感謝祢的石頭與骨頭帶來的力量與恩賜。

祢的美麗在現在即永得體現。應當稱頌。」

你的感激之情將得到十倍的回報，你將在生活中享受大自然母親賜予的水晶和寶石甘霖，大自然的美好創作一向深受讚譽！

三次祝福水晶

你可以對一塊石頭進行祝福並隨身攜帶。我在床架上放了一塊紫水晶，另一塊放在辦公室的燭台上。身為雙魚座，我希望誕生石能量與我同在，以獲得力量、穩定以及與宇宙的愛聯繫。

請選擇一顆水晶作為你的試金石，當滿月開始在你的聖壇上為水晶充電。點燃白色蠟燭進行淨化，然後將手放在石頭上，念三遍：

「夜之女神，今夜之月，
請用祢的白光充滿我的石頭，
用祢的魔法和力量灌輸這塊石頭，
用祢愛的目光圍繞它。
心願如此。」

連續三晚進行這個法術後，你就可以開始從中汲取能量，聖石將成為力量、智慧和愛的源泉。每當你感到沮喪、需要振作時，你都可以求

助於它。而且，最重要的是，你可以隨身攜帶它！

技巧和竅門：月光石鏡

月光石是一面通靈鏡，尤其對女性更是如此。古印度的智者是第一個發現這點的人。如果你感到不適或偏離核心，請尋求這顆美麗的石頭，它是我們夜空中閃亮球體的聖物。請在月光下凝視月亮、然後凝視你光滑圓潤的月光石，尋找你個人奧祕的答案。今晚會有一則消息以夢的形式傳遞給你。

野心護身符

在一個填滿細布或棉花的小袋子內放入虎眼石、雪松和紅玉髓，把它放在你的口袋或錢包裡，它會給予你額外的動力，讓你跳過工作中的任何障礙或艱鉅的任務。

蠟燭水晶

我年輕時曾製作蠟燭，現在這種愛好已經發展成為一種全然痴迷。幾年前，我突然想到可以透過將大塊水晶混入模具內的蠟中來製作「彩色玻璃」蠟燭。另一個更簡單的方法是：拿一根柔軟的蜂蠟蠟燭，然後在側面和頂部鑲嵌每磅僅需花費幾美分的水晶碎石。我會從融化的蠟燭中拯救那些水晶碎石，並一次又一次地重複使用它們。

彩繪玻璃咒語

我最近和大多數人一樣，一直祈願並希望這個世界和平。我一直在製作、燃燒和贈送上面寫著「和平」一詞、裡面有水晶嵌入的蠟燭。

如果可以，請在滿月之夜執行此魔法以獲得最大效果。將你的彩繪玻璃和平蠟燭放在聖壇上，並點燃代表愛與團結的淡玫瑰線香。點燃蠟燭並吟誦：

「我為希望點燃這支蠟燭，
我為愛點燃這支蠟燭，
我為團結點燃這支蠟燭，
我為全世界的利益點燃這支蠟燭，
我們應該和平相處。如此這般。」

請坐在你的聖壇前閉上眼睛冥想幾分鐘，同時想像世界和平。讓蠟燭完全燃燒以完全充電。

針對愛與幸福的水晶風水

將這些物品放在你的家中，吸引愛的能量——新朋友和新關係：

* 兩顆相同大小的粉晶；

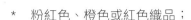

* 粉紅色、橙色或紅色織品；
* 兩支紅蠟燭；
* 兩隻蝴蝶的圖片。

針對幸福之家的蠟燭召喚

請選擇棕色水晶，例如碧玉、煙晶、透石膏或棕色玉石，以改善和穩定你家中正面的接地能量。用玫瑰油塗抹兩支蠟燭並點燃一些肉桂線香。把棕色水晶放在蠟燭前面，冥想以清除任何干擾，這對開啟創作所需的精神和精神空間至關重要。當你覺得專心一致時，點燃一片鼠尾草葉或鼠尾草束，然後大聲說：

「透過我的手
並藉著聖靈的祝福，
家和心的火熊熊燃燒，
長久燃燒，
永恆燃燒。
我提供我的家，
予新朋友和新的愛。
歡迎！」

滿月石祈求

滿月是一個月裡最有力量的時刻，也是與你生命中特別的人一起慶祝的最佳時機。儀式將提升你的靈性、友誼以及與宇宙力量的聯繫。我在天秤座滿月時撰寫這篇文章，並期待著與一些姐妹、一些威卡教小妞們聚聚，為慶祝生命而歡呼，並從宇宙中尋求我們需要的東西。我們會等到午夜，這是傳統的魔法時刻。我們將在春天的月光下聚集到我們最喜歡的傍水之處。

這是我們的儀式祕訣：在聖壇中間放一顆大水晶 —— 通常是一個晶洞、一顆紫水晶或一塊大石英或白水晶，然後在女神像前放一杯酒。我們全都帶著堅固的鋼化玻璃祈願蠟燭，照亮我們的道路，並進行從長輩那裡學到的儀式。每個人的手上都持有一顆水晶，這是我們的試金石。

你可以在家中、花園或任何選定的聖地進行這項儀式。請指定一名領導者，在小組圍成一個圓圈時進行所有咒語。請從適合的念誦開始：

「噢，銀色魔法的女神，我們在這裡向祢致敬，在這個神聖而安全的地方。
這個圓圈為了榮耀祢而存在。」

位在圓圈最北方的人將她的蠟燭和水晶放在地上時，請領導者吟唱：

「有福了，整個地球都屬於祢。

願我們都被療癒，

願我們都汲取力量，

願我們成長。」

位在圓圈最東方的人將她的蠟燭和水晶放在地上時，請領導者高呼：

「噢，歡笑與喜悅的女神，天空也屬於祢。

願空氣清澈純淨，

雲彩隨著風雨而甜蜜。」

位在最南方的人放下水晶和蠟燭時，請吟唱者說：

「哦，夏天的女神，四季都屬於祢。

願每個春天為所有人帶來鮮花和莊稼。」

位在最西方的人放下蠟燭和水晶時，請吟唱者說：

「水之女神，

河流和海洋都屬於祢。

願它們再次如水晶般剔透地流動。

女神，我們為祢打造了這個圓圈。

現在請和我們同在。」

現在，請圓圈中的每個成員都走到聖壇前跪下，將她們的蠟燭和水晶放在聖壇上。請每個人都從高腳杯喝一口酒，並說：

「我為祢乾杯，明亮的女神，
以祢的名義。應當稱頌。」

然後，所有人都拿起波浪鼓，在夜空閃閃發光的水晶下載歌載舞。

新月戀人咒語

在下一個新月之夜將兩顆粉晶放在臥室中央的地板上，然後點燃兩支紅蠟燭並使用這段頌詞：

「今晚我拿著美麗的水晶，
用愛燃燒我的喜悅。
愛的女神，我請求祢，
引導我走正確的道路。
當愛來到我身邊時，請不要傷害任何人──
這就是我的請求，但願如此！」

邀請和歡迎仁慈的靈魂

目前為止，你應該已經收集了一系列水晶，包括小石頭在內。當你想

收集那些看不見但可以幫助保護你的好能量，並驅趕走那些不那麼有用的能量時，請利用它們一起製成風鈴使用。

拿一根棍子（一小塊被海水拋光的浮木就很完美）；將選好的水晶繫上繩子，幫助你與你的守護天使——天青石、海水藍寶、白雲母、摩根石和透石膏都是很好的選擇，並將每根繩子都繫在木頭上。請把風鈴掛在家裡或任何你想接觸靈性世界的地方。

透過用鼠尾草煙霧進行煙燻保護，以祝福新的鐘聲來歡迎靈魂。當你說出這個咒語時，請用力地搖響風鈴：

「我呼喚我的天使將歡樂引入我門，

藉著月亮和星星，

我呼喚我的守護者，

向我呈現最好的生活方式。

為此，我心存感激。應當稱頌。」

自己實驗

像五朔節（5月1日）和薩溫節（萬聖節前夜）等高靈日（high holy days）有很多種儀式，包括日常行為到特殊咒語。你在這裡只體驗了些許魔法和儀式，並學會如何在生活中運用寶石魔法。在練習這些水晶咒語一段時間後，你就可以嘗試新的變化，它們很可能對你而言是

如此自然而然。請嘗試使用被你的聖壇吸引的石頭，如果你對某種水晶特別感覺有親和力，請用本書提過的方法對它進行探索，自行發掘要如何使用這塊石頭以滿足你的需求。想想你希望在生活中發生的正面改變，然後打造你的個人咒語書。

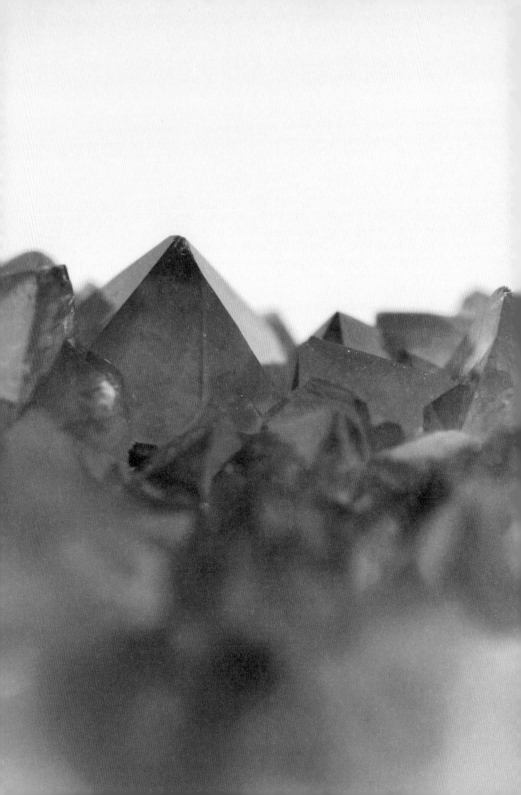

第六章

水晶療癒與水晶意識

就 如大家所知，水晶可以療癒情緒體、精神體和物質體。我們已經知道水晶可以與人發生電磁交互作用。史前醫者和薩滿直覺地知道如何駕馭這種石之力，並用它來增強或激發能量；他們從不懷疑那股看不見的力量。現代薩滿以不同的方式談論身體；它們與乙太體協調合作，乙太體是維持身體並作為新陳代謝功能的微妙能量系統，與脈輪系統（這是星光體及身體各個部分相關的能量點）一起運作，並努力確保一切都在適當的位置。從乙太體或肉體失調為起點的疾病會導致疾病的多米諾骨牌效應。不平衡的乙太體會導致能量低靡，進而帶來沮喪、與壓力有關的疾病，如帶狀皰疹、潰瘍和偏頭痛，以及任何其他嚴重的身體問題。

重要的是必須理解——水晶是以一種微妙的方式在運作，並且對處理原因很有用。水晶處方不能治癒潰瘍或偏頭痛，但它可以解決問題的根源，與西藥結合使用時效果非常好。我很高興在我所處的舊金山灣區、位於舊金山太平洋高地韋伯斯特街的加利福尼亞太平洋醫療中心（California Pacific Medical Center）設有健康與治療研究所，這間綜合醫學中心中有療癒商店，出售水晶、療癒石和草藥、手指迷宮、芳香療法和冥想輔助工具，並提供東方療癒課程，如瑜伽和太極拳。當你看到醫生也在進行各種替代和綜合療癒法時，就能感覺到我們是生活在如此美好的時代。

如水晶般透徹

水晶療癒需要最終使用者的意識，因此，你必須意識到特定寶石的潛力並謹慎佩戴。以下是名副其實的水晶百科全書，以及任何有水晶意識的人都可以使用的特質。我也注意到在自己和其他寶石迷身上、人與水晶之間的某些親緣關係，無論如何都會使某種特定的寶石。了解那顆寶石或水晶是什麼，並檢查你的當前狀態，看看你是否需要它的特性，比如我有兩年的時間都被帶有金色細紋的石英深深吸引。黃金可以大大增強石英的療癒能力、淨化氣場並喚醒所有脈輪。後來我發現我得了癌症，謝天謝地，這都已經過去——這都是最近的事情，但沒關係，我的醫生告訴我現在「很乾淨」。我在不知情的狀況下被一塊石頭所吸引，它為我提供了這樣的淨化功能。

我和朋友南希喜歡一起去購物，我們在周末瀏覽書店、看電影和吃午飯，然後去我們最喜歡的小商店「Planet Weavers」，那是一家身心靈小店。我注意到南希有段時間一直在買黃水晶，這是一種黃色或金色的石英。南希比我年輕許多，是位腳踏實地的女子，但我知道她與一位非常挑剔的主管一起工作時，經歷了一段非常艱難的時期。她似乎一直惹到麻煩，卻看不出來她到底哪裡做錯了。在戴上她最喜歡的黃水晶項鍊後，職涯變得更順暢，她和主管開始可以相處了。黃水晶有助於有效地接受和聆聽批評，這對她當然有幫助。因此，請留意某種石頭突然對你產生的吸引力，你的身體或潛意識可能正在發送一個非常重要的訊息！

織補你的光環

不管是否曾發現，但我們都遇過能量吸血鬼。無論有意或無意，你的氣場都會有所發現，因為能量吸血鬼會取走你的一小部分氣或生命力，在你的氣場上留下孔洞。你可以找出需要修補的地方：當你將水晶放在孔洞上面時，你會明顯地感覺到冷。從紫水晶、黃水晶或任何石英中挑選你最喜歡的石頭，並將它們圍繞在距離你大約3英寸的距離內。記下冷點並在將水晶放在這些地方約五分鐘，直到那個點感覺變得溫暖。你會修復你乙太體中的孔洞，而且應該可以讓你感受到一種再次完整的愉悅感。

這裡再提供另一種技巧：水晶梳。雖然聽起來很怪，但你會在感受到美妙的舒緩效果後立即成為真誠愛好者。美麗的粉紅色鋰紫輝石作為心理管理水晶的效果令人驚嘆，請拿起水晶，從頭頂、頂輪到腳底輕輕地、緩慢地向下刷。下次當你感到焦慮不堪時，請試試這個方法，你會感到更加放鬆、感覺在掌控中。

紫鋰輝石也是心靈的修補劑，可以觸動心輪、帶來內心的平靜，並清除舊的愛情傷口、擺脫情感包袱。你可以將一塊紫鋰輝石放在胸前，用它冥想並感受療癒能量流入。

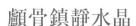

顱骨鎮靜水晶

青金石千百年來一直被用於療癒頭痛症狀。我親愛的朋友艾比苦於偏頭痛和叢集性頭痛，因此我給了她一些鑲嵌有美麗藍色青金石的耳環，以幫助她紓緩這種慢性病，她告訴我這頗有幫助。頭痛有多種可能原因和誘因，在我們弄清楚緣由之前，我心愛的琥珀精油就是紓緩的方式之一！頭痛主要原因是壓力、焦慮和各種食物誘發。奇怪的是，水晶形態的琥珀減輕了艾比難以承受的頭痛，似乎幫她吸收了負能量，紫水晶和綠松石對此也有幫助。除此之外，還有幾種石頭對胃疾有幫助：黃水晶和月光石可以使人平靜，在這種情況下，能進一步阻止胃部的不適向大腦發出頭痛信號。

紓緩疼痛棱鏡

當你覺得身體某處疼痛時，那就是一個細微但需要被傾聽的聲音。可能是需要被釋放的舊能量、也可能是阻塞或不平衡。我曾在一次肇事逃逸的車禍被一名醉酒司機撞到，他闖紅燈並撞毀我的車。當我踩剎車時，我的腳和腳踝都斷了，就像被用力摔落的瓷杯。醫生想對我採取截肢，但是我設法說服了他們。在經歷大量物理治療、復健後，重新學習走路，最後甚至可以跳舞和跑步。但現在，每當我用力踩剎車時都還是覺得疼痛，因為我的身體仍留有這段記憶，在組織和骨骼中仍留有那可怕的一天和恐怖創傷的印記。

水晶以非常溫和和平靜的方式鎮定負能量並釋放疼痛。以我來說，我會輕輕地將水晶擦過我的腳踝（紅玉髓效果很好，因為它據說能療癒骨骼，石英也有相同效用）。隨著疼痛消散，這種石頭會帶來涼爽和平靜的感受。我還可以想像疼痛進入水晶，而水晶形成一個容納疼痛的稜鏡。一開始，這對我來說非常可怕，但我發現粉晶能幫助我面對恐懼。我將粉晶放在靠近心臟的地方和臍輪上，當水晶接觸到心輪時，我覺得恐懼散去了，疼痛逐漸減輕。綠松石和紅玉髓也有幫助。

我曾經有一只來自契羅基（Cherokee）保留區的銅手鐲，上面鑲嵌有縞瑪瑙、珊瑚和綠松石，它在療癒手腕疼痛非常有效，但最終因過度使用而解體。銅在處理水腫、腫脹和炎症方面有無可匹敵的幫助，這些腫脹和炎症可能是由關節炎、重複性勞損、運動相關酸痛或許多其他問題所引起。

孔雀石中含有大量的礦物銅，因此有孔雀石的墜飾、戒指或手鍊可以成為減輕疼痛的絕佳選擇。富含鐵的磁鐵礦則是另一種止痛劑選擇。

脈輪水晶

脈輪的概念起源於數千年前的亞洲。古代哲學家和形而上學者確認了圍繞身體的七個主要能量中心，並看到每個脈輪都以彩虹色的形式散發能量，影響人類的心理、生理和精神平衡。脈輪理論是許多東方療法的基礎。得到幸福的最簡單方法之一就是將水晶放在身體某些脈輪

集中的部位。我許多朋友都將自己的清晰思緒和幸福感歸功於脈輪療法。還有一種緩解壓力並強化情緒體的可靠方法就是躺在水晶上。

顏色和形狀—跨越彩虹橋

石頭、寶石和礦物的顏色具有重要意義，是揭露水晶結構力量的線索。顏色是一種單獨振動的能量形式。我們都知道工作和家庭環境中的顏色會影響情緒，讓我們平靜下來、更有活力或更浪漫。現代的裝潢設計師需要學心理學！無論是使用任何顏色，人都會有意或無意地將自己調整為顏色的振動頻率。

顏色系統源自七個基本振動，與我們脈輪系統和音階的基礎相同。「最重」的振動在底部，「最輕」的振動在頂部。七種基本顏色都各與七個脈輪之一相關。技藝高超的通靈師可以解讀你的氣場，並看到從你身體散發出來的能量，就像顏色一樣。

你可以在日常生活中從最簡單的等級使用色彩管理。如果你起床時感到沮喪，請穿黃色衣服以提高能量等級；如果你正在舉行大型商務會議，請務必穿紅色，這是一種力量的顏色；如果你和一些人開會、想讓他們放鬆，請務必穿棕色或綠色這類的大地色，你會看到他們帶著感激而感到放鬆。當我需要靈感時，我會穿藍色。而且，就像許多其他同路人，當我想處於最靈性的狀態時，我會穿紫色。

以下是顏色指南。請不要害怕，大膽放手並使用多種色調。玩得開心，記住你在學習和實驗時的感受。找到你的靈魂顏色！

脈輪	顏色	能量	對應水晶
第一，海底輪（脊椎根部）	紅色	安全、生存	石榴石、煙水晶
第二，本我輪	橙色	歡愉	琥珀、紅玉髓
第三，臍輪	黃色	驅力、個人力量	琥珀、黃水晶、托帕石
第四，心輪	綠色	富足、愛的寧靜	橄欖石、粉晶
第五，喉輪	藍色	創意、原創性	藍石英、虎眼石
第六，眉心輪	靛藍色	直覺、洞察力	螢石、青金石
第七，頂輪	紫色	神聖的祝福、一切合一	紫水晶、鑽石

紅色與海底輪有關，對應安全和生存問題。在靈魂層面上，紅色代表激情和強度。在療癒層面上，它代表溫暖和抗癌。紅色的附屬色有玫瑰紅（對應母親、家、接地、金錢等問題；靈魂面則是愛），赤紅（對應嗅覺；靈魂面則是憤怒），和紅橙色（對應性激情）。

紅色是最鮮豔的物理色彩，也是種強烈的情感色彩。紅色寶石和水晶可以幫助你解決身體問題。深紅色的碧玉、琥珀和瑪瑙可以幫助那些因害羞而難受的人更自信。令我非常感興趣的是人們對紅珊瑚的興趣大增，這種石頭對骨架和骨骼有很大的幫助，我認為大家比以往任何

時候都更需要感受到自己的活力。紅珊瑚也能促進肺部，自大蕭條時期以來，我們從未見過流感、肺結核和哮喘的發病率如此上升。

對於中國人來說，紅色象徵著不朽。在塔羅牌中，隱士、女祭司和皇后在藍色長袍下身著紅色，象徵他們所掌握的龐大隱藏知識。深紅色與女性的奧祕和所有生命的起源有關。

粉紅色是一種更甜蜜的顏色，比紅色擁有更平靜的振動。紅色是熱情，粉紅色是養育。粉紅色是提升自尊的顏色，可以將愛引向自我，在人們常受到他人影響的現代社會是一件非常重要的事。粉紅珍珠也會讓你對愛情和浪漫的直覺更加準確，如果你曾經愛錯人，那你應該戴上粉紅色珍珠戒指或吊墜。粉紅色珊瑚給人一種甜蜜、樂觀和更真誠的、討喜的態度。粉晶將有助於自我提升、將正能量導向自我。菱錳礦或大型粉紅色鑽石將有助於建立從內而外的積極態度。

橙色與臍輪或腹部區域有關，對應飢餓和性等生理衝動。從靈魂面來說是野心。對於療癒，它有助於解決性問題，增加性能力，並建立更強的免疫力。橙色非常適合刺激和激勵，它能磨練並建立集中的能量。橙色也非常適合神智清醒和秩序。紅玉髓屬於橙色水晶家族，是你開始新的鍛鍊計劃或體育賽事訓練時應該佩戴的寶石。任何橙色的石頭都有助於保持身體和情緒的平衡。有些親職研究聲稱，為挑食的孩子戴上紅玉髓後會有幫助。如果你感到有點沮喪或缺少一些人生慾望，請佩戴橙色寶石，你會立刻擺脫低迷感受！

僧人的橘黃色長袍反映了神聖的生活，聖靈騎士的橙色天鵝絨十字架也是如此。羅馬新娘會配戴石榴，以代表婚禮誓言的永恆。

黃色與臍輪和個人力量、自由、控制、火和眼睛有關。在靈魂面，它掌管智力。關於療癒面，黃色是清晰。如果你從事的職業需要良好的溝通，請在辦公室的書架上放一大塊黃石英，這能創造一種快樂的能量，並幫助你拓展人緣。你應該佩戴黃水晶、黃玉或黃色鋯石，以提高清晰、輕鬆說話的能力。或者，如果你會害羞，黃色琥珀將幫助你敞開心扉。這些黃色的石頭也會使生活更加愉快，因為它們是幸福的預兆。黃色也是一種鼓勵誠實的顏色。在工作日佩戴黃色水晶作為首飾，每天都會對你和你的同事有所幫助。

綠色與心輪、人際關係、心肺、空氣元素、觸覺和人生意志有關。就靈魂而言，它是慈愛的養育者和療癒者。在療癒面，它有助於平衡整體健康和幸福。綠色寶石是最受歡迎的寶石之一，原因很容易理解，因為它們提供如此豐富的情感撫慰。翡翠和綠玉會帶來安全、繁榮和保護；金綠寶石和孔雀石綠色寶石可以使心靈平靜；帶有綠色斑點的血石髓則是一種壓力緩衝劑。

煉金術士教導我們祖母綠的光芒會揭露最隱密的祕密。中世紀醫生穿著綠色斗篷，用綠色（草藥和單一藥品）進行治療，現在仍然是藥理學家首選的顏色。綠色在中國占星術中是與木元素相關的顏色；對穆斯林來說，綠色是救贖的象徵；中世紀畫家用綠色描繪基督的十字

架，因為它是整個人類透過耶穌的偉大犧牲而重生的工具；綠寶石在亞瑟王和聖杯傳說中扮演著重要角色。

藍色與喉輪以及溝通、直覺、聆聽和耳朵有關。靈魂面而言，藍色是老師。針對療癒面，藍色會保持平靜並保護氣場。我承認自己對藍色寶石有偏愛，但我不是因為知道藍色是一種心靈顏色而喜歡它，而是它就是有一種天生吸引力。我們都需要注意這種吸引力，因為它們充分表現了我們的心理狀態。藍色是創造力和精神控制的顏色，如要開始任何需要創意和高智力要求的專案，請嘗試佩戴可愛的藍紋瑪瑙戒指或吊墜。如果你覺得自己可能沉迷某事，或過度受他人思想和意見的影響，請嘗試蘇打石，這是能讓心靈獨立的寶石之一。美麗的藍寶石也非常適合發表個人獨立宣言，並在發表宣言時感覺良好。

對藏傳佛教徒和埃及人來說，藍色代表著超然的智慧，這是事實；對基督徒來說，藍色和白色是聖母瑪利亞的顏色，是脫離物質世界的顏色；在波蘭，準新娘的房子會漆成藍色。

靛藍與眉心輪及直覺有關。它在靈魂面代表對靈魂的渴望。對療癒來說，它會開啟第三隻眼並促進頭腦清醒。

紫色與頂輪、宇宙中所有事物的連結有關。在靈魂面，它是與靈魂的深層連結。對療癒來說，它作用於深層組織並幫助消除深層疼痛。柔和紫色的紫水晶適合應對敏感。許多人酗酒是因為他們對環境噪音很

敏感，試圖藉此阻止一些過度刺激；濫用藥物的原因之一是渴望獲得欣喜若狂的精神體驗，紫水晶在所有此類情況下都有幫助，並能防止你的能量流失。紫色的瑪瑙也將保衛從善如流的天性，並可作為穩定和滿足的安定器。紫色與保密有關，它代表發生轉變時後方的薄紗。

棕色、灰色、黑色、白色、銀色和金色不是脈輪顏色，但確實存在於水晶和寶石的世界中。古羅馬人和天主教會認為棕色是謙遜和貧窮的顏色——因此，修道院指定穿著棕色長袍。棕色是代表安全和家的顏色，而棕色寶石和岩石是很好的接地穩定石。瑪瑙、碧玉和矽化木都可以勝任很好的保全角色。

古埃及人認為灰色是生育的顏色，這種顏色在中世紀象徵著復活，藝術家在最後的審判中描繪了穿著灰色長袍的耶穌，代表悲傷和哀悼的顏色。然而灰色是人眼在嬰兒時期第一種可以感知的顏色。

黑色是關於保護和力量。如果你被會掠奪能量的能量吸血鬼包圍，請配戴煤玉、縞瑪瑙或黑曜石。這種顏色還可以穩固個人能量，賦予你更多內在權威。在北非，黑色象徵著賦予生命的肥沃大地和滋養雨雲的顏色；基督徒和穆斯林神職人員穿著黑色長袍，宣告他們放棄一切虛榮心、表明他們的信仰。蘇菲教派苦行僧視內在生命的進展如有色階梯，從最低的白色開始、上升到高度進化的黑色，這是所有顏色最終導向的絕對顏色。

白色代表純潔、和平、耐心和保護；銀色與溝通、更能接觸宇宙有關；金色是與上帝的直接連接，促進財富和安適。

將你的寶石和水晶與某些獎章結合是非常有意義的。珠寶的金屬支架是一個容器，能包含並支撐著寶石的能量。常用的金屬有五種——金、銀和鉑是貴金屬，黃銅和銅是半貴金屬。

技巧和竅門：水晶祝福

如果你想要有愉快而寧靜的睡眠和夢，請將這些水晶放在床墊下：月光石、虎眼石和綠松石。

曼陀羅

請利用水晶曼陀羅提升你的氣。曼陀羅是神聖的空間，我們可以透過它連接到宇宙的更大能量，以實現靈魂成長、健康和幸福。不同的設計和網格有不同的屬性。通過佈置這些神聖的圖案，你可以集中注意力、讓自己平靜下來，並在你的身心中產生有意識的變化。帶輻條的車輪是最常見的圖案，但你也可以嘗試並用水晶創造自己的新圖形，並對其進行冥想。

躺在石頭上

這種水晶療癒方式是從脈輪研究中提煉出來的。以下是如何將水晶直接應用於你的身體，或其他任何需要療癒者身體的範例。在掌握了訣竅後，你可以使用本書中的資訊嘗試應用自己的石頭和寶石。

對於任何進行水晶療癒的人來說，第一步是躺下、放鬆並感覺非常舒適，將腦袋清空。

請將青金石和它的同伴藍色海水藍寶放在喉輪上，釋放其中的任何阻塞，這對自我表達有極大的幫助，對專業演講者、演員和歌手等表演者來說是絕佳選擇。放在臉頰、前額和下巴上的綠松石是一種鎮靜劑，可明顯減輕緊張感。眉心的藍銅礦可以開啟第三隻眼，加深智慧；這可以平衡頭部的能量，讓更多的光進入第三隻眼。

孔雀石是一種心石，請放在心臟附近、沿著腹部中央的位置，可以營造和諧感，並有助於擺脫痛苦、悲傷和童年創傷。

彩虹是一種簡單而有效的全身健康方法。從寶石列表中選擇，確保你擁有彩虹上的每種顏色——紫色、靛藍、藍色、綠色、黃色、橙色和紅色，再加上一顆白色的石頭和一顆黑色的石頭讓其完整。然後，只需將石頭放在相應的脈輪中心即可。我已經列出了水晶和身體關連的清單，以備你如果想關注任何特定區域：

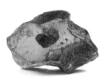

琥珀針對甲狀腺。

藍錐礦針對腦下垂體。

綠柱石針對雙眼。

血石髓針對腎臟。

藍碧璽針對胸腺。

棕色碧玉針對小腿和皮膚。

方解石針對骨骼系統。

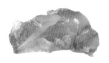

紅玉髓針對肝臟。

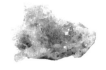

天青石針對腸道。

玉髓針對脾臟。

矽孔雀石針對胰腺。

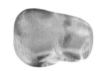

貴橄欖石針對闌尾。

綠玉髓針對前列腺。

賽黃晶針對肌肉。

樹枝瑪瑙針對神經系統。

透視石針對肺部。

火瑪瑙針對胃部。

螢石針對牙齒。

石榴石針對脊椎。

赤鐵礦針對血液和循環系統。

翡翠針對膝蓋。

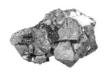

青金石針對喉嚨。

磁鐵礦針對關節。

捷克隕石針對雙手。

月光石針對子宮區域。

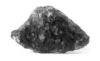

橙色方解石針對膀胱。

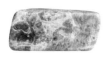

紫色螢石針對骨髓。

粉晶針對心臟。

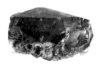

煙水晶針對雙腳。

托帕石針對男性生殖器官。

水晶冥想

水晶是用來療癒並改變我們生活的工具。我認為它們是形而上學者的工具。冥想英文的前綴原形Meta的意思是「超越」或「之上」，所以形而上學的字面意思是「超越物理學」，很多內容是普通科學和已經確立的規律無法解釋的。物理學在很大程度上是關於追蹤能量及其起源和影響，但科學和物理學未必能解釋水晶如何以強而有力的方式管理和引導能量，它們可用於儲存、改變、放大、聚焦和發送能量。

水晶可以成為焦點，有助於產生清晰思想和意念。曾經有人告訴我，這些石頭可以成為意識的「音叉」，我很喜歡這種想法。

我推薦這個冥想練習來訓練自己獲得雷射般的專注：躺在地板上一個不會分心的地方，清理你的思緒，打開你的頭腦。將一塊小石英放在前額的中央，你的松果體和第三隻眼都位於這裡──這是所有直覺的

源頭。一會兒後，你應該會開始有一些像白日夢般的觀想，這些訊息都是來自你的更高意識。我有朋友和工作坊夥伴回報說，他們在冥想時進入另一個領域——一個幻想世界、一個天堂、一個未知但非常吸引人的地方，幾乎每個人都回報他們通過了一系列門檻。你應該進行這個冥想大約三十分鐘，但不要更長。我們不希望任何人離開我們太久並停留在遐想中。

在你嘗試單獨冥想後，可能會想與群體一起參加活動。在我為Z布達佩斯在加利福尼亞州米爾谷的Ralston White靜修中心組織的靜思活動中，我們踏上一段深入地球母親的真正神奇之旅。這是為了讓我們接地，讓我們可以從這段週末探險中獲得最大收益。在得到Z允許下，我將與你分享這個冥想過程，你可以和一群有共同意念的人一起進行。首先，讓每個人都閉著眼睛躺成一個圓圈。Z的引導如下：

有福的眾生，你即將進入大地之母、我們偉大的地球女神蓋亞。在你的腦海裡，你赤腳站在地上。你可以用腳趾感覺到草地，腳下是堅實的泥土。感受大地的堅固與穩定，讓你的身體充滿力量；我們都是泥土做的。我們來自死亡，我們是由大地構成的。感受你與母親的聯繫。我們來自地球，她的子宮。我們是由星塵、泥土和海洋的水組成的。感受血管中的血液。生命之水。知道你還活著。感受她的風，生命的氣息。深呼吸十次，讓空氣完全填滿你的肺、完全排空你的肺，呼吸並感覺你的胸部隨著每次呼吸而起伏。

現在感受你的脊椎與地球相連；你會感覺到一根繩索將你和你的生活與地球相連。專注於繩索，直到你能感覺到它一直貫穿你、深入地球。拉扯繩索，感受它的回應。現在，拿起你手中的繩索，順著它往下走，深入地下。往下時很黑暗，但不要害怕。相信宇宙，不斷下降到母親的懷抱。我們是往下走，不是墜落，是有目的地、優雅地沿著大地的繩索移動。現在你看到了光。繼續朝著光移動並繼續握住繩索，它會將你引導至閃耀的距離。

光線越來越近，你會看到它是一個開口，一個洞穴，一個安全的地方，可以在其中避難。進入洞穴，這裡光芒四射，火光反射著千顆水晶點。一位老婦人像火一樣坐著，在她舒適乾燥的洞穴裡溫暖著她的骨頭。這裡很漂亮，比任何國王的宮殿或任何女王的城堡都美麗。那是女神的水晶洞，你和她在一起。請向女神表達敬意，在她位於洞穴一側的聖壇上點燃香火，那裡堆放著許多閃閃發光的石頭和無價的寶石，這是我們慷慨恩人的恩惠和美麗。

靜靜地坐著，朝向她送給你的特別訊息。你是她的孩子，她為你作了一個夢。現在我們傾聽和呼吸。應當稱頌。

Z帶領我們回到圈圈，在此之後，所有人的人生都有了變化。就我自己對這種特殊可視化的引導式體驗，我可以在點燃香的時候就有感應。當天參加此次靜修的所有女性都對Z布達佩斯和女神有深刻的體會，擁有像月神威卡女祭司布達佩斯女士這樣熟練、帶著捲舌匈牙利

口音的嚮導，確實大大地助我們一臂之力。但只要我們有關懷的心和真正放下的意願，都可以透過這些冥想練習獲得奇妙的突破。

那天，我從女神那裡得到了一個非常實際的見解，讓我回到研究所，追求我先前放棄的中世紀研究碩士學位夢想。我為自己的決定感到振奮，覺得充滿了動力，而且很幸運能夠追求我的學術和靈性。我知道要實踐全職工作、晚上回學校的生活並不容易，但每當我開始在路途上跌跌撞撞時，就會回想起水晶洞，以及自己與偉大的閃耀女神在她壯麗晶洞共度的時刻，頓時就覺得自己更強大了。

這是我很久以前從導師Z布達佩斯那裡學到的一個關於能量轉換的練習：在碗裡裝滿2杯水，最好是蒸餾水，如果有舊雨水更好。將一塊至少重6盎司的透明石英水晶放入碗中。拿另一個相同大小的碗，裝滿完全相同的水，然後將其放在距裝有水晶的碗至少15英尺遠的另一個房間中。一整天一夜之後，請將兩個碗裡的水分別裝在兩個玻璃杯中飲用，你會驚嘆於味道的差異。有什麼不同？放有水晶的水發生了分子變化，水被轉化了。

技巧和竅門：水晶關閉

如果你很難擺脫一段你覺得不再對你有正面幫助的關係，請戴上摩根石來結束，直到彼此都順利踏上新的旅程。

水晶可視化

水晶也是強大的放大器。Z團隊中的另一位女祭司貝芮告訴我，水晶可以儲存和支持我們的想法。她點出，在處理水晶時掃除任何負面想法非常重要，因為許多水晶可以儲存這種不好的能量並向四方散發。她教我在處理水晶時要有清晰思緒，這樣所有的影響才會是正面且好的。水晶會對身體和心靈產生舉足輕重的影響。

貝芮向我展現了一種測量這種放大效應的技巧。她讓我選兩株苗；我選擇了兩株大小相同的番茄植株。然後，我被指示對兩株植物給予完全相同的水、光和食物。我將在水質轉化測試中使用的相同石英水晶放在左邊的番茄幼苗旁，與另一棵番茄幼苗相距4英尺。每天照料植物時，我提供它們完全相同的基本必需品，但貝芮要我在左側的幼苗旁拿起水晶，並在與植物交談時將水晶握在我的左手中。我承認一開始感覺有點傻，但很快地，與番茄植株交談、告訴它它是一種多麼美妙的番茄植物、以及我對於最後可以品嚐它的果實有多麼興奮，成為世界上最自然的事情。同時，我想像它變得充實而強壯，裡面裝滿了成熟的番茄可以入菜當沙拉。也許這個過程中最重要的一步是向幼苗發送正面的思想能量。右邊的幼苗沒有得到日常聊天或水晶共振的待遇。一個月後，你可以看出巨大的差異——兩株植物都很健康，但左邊的植物更大、更濃密。水晶顯然放大了能量。

水晶不僅可以以電池的形式被使用，它們本身就是電池。水晶充滿能

量並能儲存能量。有些水晶凝視者也相信我們可以將訊息儲存在水晶中。瑪雅人的薩滿水晶頭骨讓經手過它們的人產生了許多夢境和異象，這些內容似乎是歷史事件的記錄。理論上，這些水晶頭骨是瑪雅人所有知識的儲存體——如果你願意如此看待，這就原始的電腦。

再次強調，使用水晶來儲存能量必須謹慎處理，並帶著極高的意識。如果你過了開心的一天，請記得將一些幸福倒入水晶中，它會留在那裡，在憂鬱的日子成為幸福源泉。請不要將負能量發送到水晶中，因為它會將好壞一起儲存起來，成為一個負面的傳送器。

非常進階的水晶持有者也會用水晶電池傳遞能量，甚至用於心靈感應，我必須承認，這遠遠超出了我的技巧能力。

綜合方法

我相信水晶之所以會遍布我們星球的主要原因之一是為了療癒。在我自己面臨嚴重的健康危機之前，其實有點遺忘了這個來自宇宙的美妙禮物。現在，我對水晶的療癒能力非常感興趣，而且對水晶應用的廣泛範圍感到非常驚訝。但是，請永遠不要使用水晶療法代替傳統醫學。如果這聽起來像是免責聲明，那絕對沒錯。我相信東方和西方醫學的結合是最健康的方式，包括寶石和水晶治療。我相信寶石療癒魔法可產生感覺一般和感覺很棒的差異，而且，誰不想感覺很棒。

PART TWO
Your Ultimate Guide
to Gems and Crystals

第二部分｜你的終極寶石與水晶指南

本書的第二部分是你的終極資源指南。事實上，它就是寶藏源頭！這些針對岩石、寶石和水晶的豐富內容闡述了所有卓越寶石、一般和罕見的水晶，以及一些非常稀有岩石的起源、魔法特質和神話。這些資訊目的是要引導你自行探索魔法和改善健康所需的材料，以及適合你個人和激發創意的寶石。當你在思考要佩戴哪些珠寶、該將哪些水晶放在家中和工作場域時，請仔細閱讀本章節。

第 七 章

寶石神話

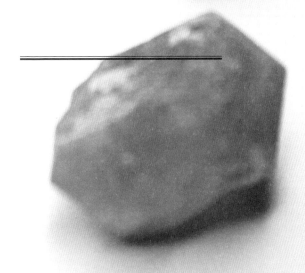

關於寶石和水晶最迷人的傳說之一是關於失落的亞特蘭提斯島，雖然市面上已經有數百本以此巨大謎團為題的書籍，但只有些許關鍵作者談到了亞特蘭提斯是如何使用水晶。偉大超凡的通靈師埃德加·凱西，傳遞了很多關於這個話題的資訊。盧瑟·蒙哥馬利（Ruther Montgomery）在她的《過去的世界》（The World Before）一書中陳述亞特蘭提斯和另一個失落的文明利莫里亞（Lemuria）人民對水晶的使用。泰勒·考德威爾（Taylor Caldwell）在12歲時寫了《亞特蘭提斯》一書，描述亞特蘭提斯人使用水晶返老還童的感官記憶，有些人活了數百年！

這些訊息大部分都是被引導的，幾乎就像是「下載」到接收者的意識中那樣。我覺得這很有趣，對其保持著半信半疑的態度，但我確實有一個特定領域作家朋友艾琳·考夫曼，她對她過去在亞特蘭提斯的生活有非常清晰的記憶。艾琳記得自己是一名女祭司，她曾試圖警告大災難即將來臨但無濟於事。她告訴我，我和另一位已經去世的朋友也在那裡，那是一場席捲所有人的海嘯。當她轉述她關於我們在亞特蘭提斯生活的清晰記憶時，我感覺一段古老記憶在激盪，而且就是那麼對味。我知道她在跟我說一段久遠以前但非常真實的事情，突然之間，就連我從小時候有記憶以來對古代文明如此著迷、想成為一名考古學家，都變得合情合理。我甚至在12歲時寫了一本名為《挖掘特洛伊》的小書。

以下是我所知道的事實：有些事超出了我們的理解，它們需要我們對

宇宙的信任，亞特蘭提斯就是其中之一。關於我們是誰、我們來自哪裡以及我們要去哪裡，還有很多東西需要了解。我的頌詞變成了「我相信未來；我相信宇宙。」

以下是基於我所讀到的內容、以及睿智且美好的艾琳·考夫曼的夢想和記憶所寫下的亞特蘭提斯簡史。

亞特蘭提斯的人民在他們那個時代非常強大，而且相當先進，略早於希臘的黃金時代。他們使用水晶技術，將頭腦與機器融合在一起。他們還將這些水晶作為太陽能發電機，每個人都可以使用這種美妙且完全免費的電力來源。他們使用大型的凹凸透鏡來收集能量，並將其存儲在水晶溶液中。亞特蘭提斯人還利用水晶，以巨大的網格系統獲取地球的能量。他們「培育」出形狀非常特殊的大塊水晶，並且極為熟練地將它們用於交通、建築、農業、工業、醫學和通靈。

亞特蘭提斯人非常有靈性，建造了許多滿是水晶的神廟，他們的祭司和女祭司也是將水晶的使用發展成一門藝術的療癒師。可悲的是，正如傳說中的那樣，水晶之力被一小批濫用它的人所腐蝕，非但沒有將其用於更好的善，而是讓亞特蘭提斯之下的地脈失衡，導致大地震和海嘯永遠摧毀了這個文明。我喜歡把故事的部分內容視為一段必須明智使用水晶或任何魔法工具的寓言。它必須是為了更好的善，使用者必須要有意識，絕不可傷害他人！

紫水晶——法國玫瑰

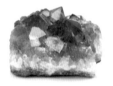

中國人佩戴紫水晶已有八千多年的歷史。藏族人認為這塊石頭是佛的聖物，並用它製作念珠。一個與紫色水晶相關的美麗傳說是它來自希臘酒神巴克斯。只因凡人激怒了這位神，他發誓要讓他遇到的下一名凡人遭受極度凶殘的死法——被老虎殺死。一個名叫紫水晶的漂亮女孩正在前往戴安娜神廟做禮拜的路上，女神戴安娜將紫水晶化為晶瑩剔透的石英來保護她，以免她被猛虎撕裂。事後巴克斯對自己的行為感到後悔，並為紫水晶塗抹聖酒。然而，他並沒有使用足夠的聖酒覆蓋全部，留下沒有被上色的雙腿。因此，紫水晶的紫色通常都不均勻。紫水晶塗有聖酒一事也與這塊石頭有助於清醒的治療能力有關。紫水晶的希臘語amethystos的意思是「沒有酒」。在維多利亞時代，顏色較淡的紫水晶被稱為法國玫瑰，是珠寶中最受歡迎的寶石。維多利亞時代的人有時會將紫水晶放在陽光下使它們褪色。但如今，深紫色的寶石被認為更有價值。

海水藍寶——海水之石

這塊石頭是水手和船員的最愛，據說可以保護他們的安全。海水藍寶是海神、海女神和海妖的象徵。埃及人喜歡這顆寶石，並將它作為珍寶的一部分送給死者，以確保他們來世的安全。他們還把它送給了冥界的眾神，作為安

全通行的保證。埃及的大祭司肩上戴著兩顆稱之為shoham的海水藍寶，上面刻有埃及六個部落的名字。這塊神聖的石頭也是聖經中所羅門王胸甲中使用的十二顆神聖寶石之一。今日，海水藍寶能成為夫妻的恩賜，有助於維持長久而幸福的婚姻。它還以抵禦邪靈！太陽是藍色寶石的剋星，因為過度暴露在陽光下，海水藍寶的顏色會變淡。

綠柱石——力量之石

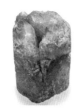

中世紀歷史學家阿諾德斯·薩克索（Arnoldus Saxo）說，戰士可以使用綠柱石幫助戰鬥，還表示它對法庭案件有幫助。薩克索聲稱的內容可能有點誇張，認為佩戴這塊石頭的人將所向披靡、更聰明、能治癒各種懶惰！德文經典物性論（De Proprietatibus Rerum）提及綠柱石有重新喚醒已婚夫婦愛情的力量。早期的水晶球經常以拋光成球體的綠柱石製成，例如：托爾金（J.R.R.）筆下巫師使用的真知晶球；德魯伊和凱爾特人使用綠柱石來預知未來；傳說亞瑟王的魔法師梅林正是為此目的隨身攜帶了一顆綠柱石球。

血石髓——烈士之石

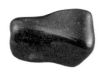

中世紀的基督徒用血石髓來雕刻描繪殉道聖徒和基督受難的淺浮雕——這種石頭因此被稱為「烈士之石」。關於血石髓神話聲稱它是位於十字架下方、被基督滴落的血弄

髒的碧玉；在偉大的巴黎羅浮宮博物館中有以血石髓刻製的神聖羅馬帝國皇帝魯道夫二世印章；古埃及人喜愛血石髓，並將其贈予法老、偉大的戰士和國王。

一本被稱為《萊登莎草紙》（The Leyden Papyrus）的古埃及魔法書記錄了對血石髓的高度重視：「世界上沒有更偉大的東西；如果有人隨身攜帶血石髓，就能得到一切所想；它還可以平息國王和暴君的憤怒，佩戴者所說任何話的都會被相信。任何人戴上這塊可被視為寶石的石頭，並說出上面刻著的名字，就會發現所有機會之門都為之敞開，束縛和石牆將會傾頹。」

經典歷史學家達米克羅恩（Damigeron）寫道：「血石髓可以透過所謂的聽覺神諭揭示未來，也可以改變天氣。」他也聲稱：「這顆備受喜愛的石頭可以保持頭腦敏銳和身體健康，並維護佩戴者的聲譽。」

方解石——大地之骨

古人認為放置在金字塔底部的方解石可以放大結構的力量。

紅玉髓——安全之石

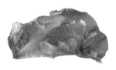

古埃及宗教領袖賈法爾說：「配戴紅玉髓的人會得

到任何他想要的東西。」佩戴紅玉髓的歷史至少可以追溯到聖經時代，文獻上多次提到士兵和牧師配戴此石。紅玉髓是古代人們的最愛，當時人們相信佩戴這顆寶石可以保護他們免受落石傷害。俗話說：「倒塌的房子裡或倒塌的牆下，都不會有佩戴紅玉髓的人。」關於這顆寶石的其他傳說還包含亞美尼亞人的信念，他們認為紅玉髓粉製的靈藥可以讓生活撥雲見日，使心中充滿幸福。古時候紅玉髓被認為能抗衡邪靈！因此，人們會佩戴這顆美麗的紅橙色寶石，以保護自己免受邪惡的侵害，通常會還會搭配這段祈禱文：

「以正義之神的名義，最高的正義！
我懇求你，上帝啊，世界之王，
世界之神，拯救我們脫離邪靈，
驅逐壞人和嫉妒之惡，
避開所有傷害和邪惡。」

天青石——天使石

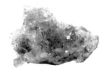

利用這塊石頭與你的守護天使取得連結。關於這顆天藍色石頭的傳說是：它是來自昴宿星團的恆星種子，一億個晶洞被送到了地球。它是一顆會說真話的水晶，讓任何持有它的人都無法說謊。

天使石是天青石的壓縮型態，擁有非常不尋常的條紋圖案，看起來就

像天使的翅膀。這兩種型態的魔法石都會讓你接觸到來自天使領域的
精神和協助能量。

玉髓——保護之石

　　玉髓是由地球上古老的生物育成，具有不可思議的保
護能力。它在十八世紀被用來驅趕怪物或任何在夜間
匍匐的東西。玉髓與聖杯有關，是製作聖杯的最佳材料，據說可以提
供保護，甚至可以抵擋毒藥。

綠玉髓——熱愛真理

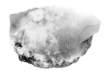

　　十七世紀瑞典神學家、科學家、哲學家和形而上學
家伊曼紐爾‧斯威登堡（Emanuel Swedenborg）將
這種蘋果綠的玉髓連結到人們對真理的熱愛。關於綠玉髓的其他傳說
是：這種石頭提供了一種最罕見的能力，可以讓被送上絞刑台的男人
成功逃離劊子手。據推測，所需要做的就是將這顆水晶放入那名男人
的嘴裡。

鑽石——星辰碎片

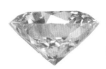

　　我喜歡歐洲人在非洲薩滿的口袋裡第一次發現鑽石的
迷人傳說，薩滿將它們用於療癒魔法。史前人類相信

鑽石是眾神的星星碎片和淚珠。在最古老的年代，鑽石在未經打磨和原石的狀態下只是被當作裝飾品佩戴。你能很容易地猜到——人們認為鑽石會帶來好運。但鑽石恐懼症者聲稱還存有另一種思想流派，認為這種寶石會必定會帶來不幸。「希望鑽石」的傳說是一段迷人歷史，直到它被安置在華盛頓特區史密森學會的保險箱前，這顆皇家石的歷任擁有者都破產了。

鑽石與閃電、「確保佩戴它們的戰士能旗開得勝」有關。鑽石被認為有足夠強大的力量，可以抵禦瘋狂，甚至可以避開邪靈！中世紀神祕主義拉比‧別諾尼（Rabbi Benoni）認為鑽石可協助帶來真正的精神愉悅，並且擁有天空中的星體的強大力量。

關於鑽石的傳說，大多數人的好奇是：鑽石是否只有被當作禮物獲得時才會有效用？據說直接購買鑽石會毀了魔法。但我不同意這個看法；如果我自己買得起鑽石，就知道它會給我帶來龐大的財富！

文藝復興時期的占星家和學者吉羅拉莫‧卡爾達諾（Gerolamo Cardano）對皇冠上最珍貴的珠寶抱持謹慎態度。對於這顆鑽石，他宣稱：「它被認為會讓佩戴者不快樂；它對心靈的影響就像太陽對眼睛的影響一樣，陽光會使視力變暗、而不是強化視力。它確實促成了無畏，但沒有什麼比謹慎和恐懼更能幫助我們處於安全了，因此最好還是心存戒慎恐懼。」煉金術士皮埃爾‧德博尼法斯（Pierre de Boniface）反而對這位水晶之王非常有信心，聲稱它可以讓任何配戴

的人隱形！儘管如此，其他中世紀的療癒師和騙子聲稱鑽石可以治療中毒，但鑽石如果磨碎，本身就是一種強大的毒藥！或許關於鑽石最明顯毫無根據的主張是它們可以克服並治癒瘟疫。

祖母綠——受歡迎的保護者

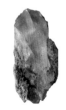祖母綠傳說是從金星帶到地球的，而根據寶石學家和珠寶商的說法，這是即使有嚴重缺陷、仍有其價值的少數寶石之一。祖母綠在閃耀的綠色歷史中擁有豐富多樣的神話，幾千年來，印度教醫生認為這種石頭對許多胃疾都有助益——它是一種食慾刺激品、痢疾治療物、瀉藥，並可用於調和太過刺激胃部的膽汁。古印度還相信祖母綠可以驅趕惡魔或驅除邪靈。

關於祖母綠的另一種古老信念是：它們會預示未來事件，就像占卜、從鏡子或寶石的玻璃表面窺看一樣。祖母綠被認為是方術士的敵人，這種認知源於一個傳說，即祖母綠征服了所有尾隨的巫師。古人喜愛祖母綠，將其與雙眼連結。泰奧弗拉斯托斯是柏拉圖的學生，他教導學徒祖母綠能保護視力，這個說法深受採納，致使雕刻師會將祖母綠放在他們的桌子上，讓他們可從注視這塊石頭帶來提神醒腦的效果。

埃及人對祖母綠的重視程度幾乎超過任何其他寶石，並聲稱他們的女神伊西斯（Isis）佩戴著一顆巨大的祖母綠。任何看過伊西斯綠色寶石的人都能確保安全地前往冥界，也就是死者之地。直到十六世紀，

埃及仍是祖母綠的主要產地。開羅南部的克麗奧佩脫拉礦場是母礦脈，遠至印度的祖母綠貿易商都來此尋找位在極端高溫和危險環境的寶石，這是以龐大人力成本在地下豎井的惡劣條件下取得的寶石，在此，我希望這些石頭能保護人們免受任何毒藥和毒蛇侵害的傳說是真的。祖母綠是對蛇的詛咒，據說蛇只要看到石頭就會失明。

祖母綠在古羅馬頗受富裕階層的追捧，尼祿用一副以祖母綠製成、極其貴重的眼鏡觀看競技場中的比賽。然而，隨著西班牙殖民者皮薩羅和科爾特斯佔領南美洲，1500年代的西班牙人讓歐洲人更容易取得祖母綠，他們對珠寶和黃金有永不滿足的需求。1558年在哥倫比亞的穆索礦場發現了極為美麗、各種大小的祖母綠，驅使西班牙征服者接管礦場並宣稱當地人為奴隸。「蒙特祖馬的復仇」有一部分可能涉及了奪取祖母綠礦，祖母綠是十六世紀風行治療痢疾的方法，可以在佩戴時接觸軀幹或含在嘴裡。與其他價值連城的石頭一樣，除非被偷運出礦山，否則實際開採它們的人都無法獲得它們。然而，根據《國家地理》一篇近期文章，這件事情發生的頻率比人們想像的要高，尤其是對於較大的原石，文中表示「幾乎所有優質祖母綠都曾在歷史的某個時期被走私」。

石榴石——諾亞的燈籠

有很多關於石榴石的民間故事，古人相信它們具有保護能力，可以避免旅行者發生事故和不幸，也能使睡

眠免受夢魘的影響。據說石榴石的火光讓諾亞和他的方舟漂浮在水面上。石榴石是一種受歡迎的聖經寶石，也是所羅門王在胸甲上使用的寶石之一。石榴石在亞洲被當作子彈，最著名的戰役是1892年的印度叛亂。石榴石之名來自希臘語中的石榴，源由與這種水果的希臘神話有關：宙斯與黛美特生下的女兒波瑟芬妮嫁給冥王黑帝斯，因為吃了三顆石榴籽而注定每年必須在冥界度過一半的時間。

黃鐵礦——愚人金

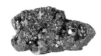 黃鐵礦在早期墨西哥是至高無上的礦石，被拋光成鏡子以用於薩滿占卜——這是一種展望未來和過去的方法。這些人還將神聖符號刻在這些用於跨維度審視的器皿上。

玉——愛的濃縮精華

 玉被稱為愛情的濃縮精華。法國文學傳奇人物、《老實人》的作者伏爾泰曾捲入一場與腎結石有關的醜聞，原因是保萊（paulet）小姐天真地慷慨贈予伏爾泰一只漂亮玉鐲，希望他能像自己那樣被玉鐲治癒，但法國社會認為這是愛情的象徵，他的名聲因而受到無法挽回的傷害。

在我習得更多知識前，一直認為玉是一個起源於亞洲的詞彙。它其實來自西班牙語單詞piedra de hijada，意思為「側翼之石」，源於印度

使用玉作為治療腎臟疾病的方法。玉也對古代助產士和產婦有幫助；而在生命的另一個極端點，埃及人、中國人和瑪雅人會將一小塊玉放入死者嘴中。

博學的世界探險貴族沃爾特‧雷利爵士（Sir Walter Raleigh）曾寫了一篇關於玉的文章：「這些亞馬遜人也有大量的這種金片，作為交換，他們主要是換取一種西班牙人稱之為Piedra Hijada的綠色石頭，我們將其用於脾結石和其他結石疾病，並且也給予其重視。我也在蓋亞納看到類似狀況，每位國王或酋長普遍都擁有一顆，許多人的妻子都佩戴它，並視為偉大的珠寶。」

碧玉──天堂的基石

根據聖經，天堂（或被稱為新耶路撒冷聖牆）的頂部有4,780塊磚，上面鑲嵌著1,327顆手工切割、拋光的紅碧玉。整本聖經都有提及碧玉，特別是作為亞倫祭司胸甲上的保護石。古人顯然認為它是一種極具力量的石頭。在啟示錄第4章第3節的其中一種解讀版本，上帝也被比喻為一塊紅色的碧玉，寫著：「那坐在那裡的，外表像碧玉和紅玉；寶座周圍有彩虹，形狀如翡翠。」（NKJV，www.Biblelight.org）

古人還喜歡用碧玉來治療蛇咬傷、驅邪，並透過帶來降雨來控制天氣。四世紀的史詩《Orphic Lithica》是這樣讚美這塊石頭：「祥瑞的

眾神聆聽祈禱，所有佩戴拋光玻璃般綠碧玉的人：其受祝福的神聖領地將被雨水浸透，並派遣陣雨以解除土地的飢渴。」

青金石──巴比倫藍

古巴比倫人和他們位於地中海南部的鄰居埃及人對於這種明亮藍色寶石的需求永不嫌多。埃及人將其命名為「chesbet」，常常將此列入在偉大尼羅河王國統治下各國的首選貢獻物品清單之中。巴比倫人在向埃及進貢時堆放了大量青金石，他們是最早開採這種石頭的人（早在公元前4000年！），因而得以大量使用。

青金石對埃及人來說是如此神聖，大祭司會自己配戴一顆外形為真理女神瑪亞特的藍色石頭吊墜。埃及人似乎希望他們每天沉浸在青金石海中──製作了各種青金石裝飾品、葬禮面具、工具和藝術品，此傳統延續了多個世代。即使將青金石磨碎，它也有罕見的色素保留能力，這就延伸到我最喜歡的青金石無數奇妙用途中其一：眼妝。你能想像使用極昂貴的青金石眼影為你的眼瞼塗上孔雀藍，以準備度過一個重要的夜晚嗎？我喜歡這個主意，相信埃及豔后也會認同。

磁鐵礦──大力神之石

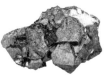

古人著迷於磁鐵礦及其神祕的運作方式。偉大的老普林尼寫道：磁鐵礦（常被稱為極磁鐵礦）的首次發現是一名克里特島牧羊人帶著羊群在伊達山上行走時，他的鞋釘緊貼在田野的一塊岩石上，這位牧羊人的名字是Magnes（意為「磁鐵」）。老普林尼還記錄了托勒密的故事：托勒密希望為他的妻子和妹妹製作一座鐵製女人雕像，神奇的是他想使用新的磁力藝術將雕像懸浮在空中，沒有任何肉眼可見的支撐方式！對我們來說，不幸的是托勒密和他的建築師亞歷山大·諾克拉底在雕像完成之前就去世了，否則說不定就會存在世界第八大奇蹟。極磁鐵礦是磁鐵礦的極化版本，被認為可以保護免於咒語或其他魔法惡作劇。古人還認為，枕頭下放一小塊極磁鐵礦是美德的見證。亞歷山大大帝給予士兵磁石，以抵禦看不見的邪靈。

孔雀石──朱諾之石

這塊帶條紋的綠色石頭屬於希臘女神維納斯。希臘人相信，它在鑲嵌於銅首飾時具有龐大魔力。羅馬人做了一些微調，將孔雀石轉給朱諾，將其切割成三角形以表示她神聖的孔雀象徵。我最喜歡的孔雀石傳說是：據說如果喝下裝在以這種石頭切割製成之高腳杯中的水，可以讓人們更深入理解動物的語言！

月光石——預言與激情

古代的人們相信在虧月期間佩戴月光石可以提供預言能力。印度人數千年來一直將月光石視為聖物，但他們迷信不可以在黃色的布上展示聖石，而黃色是他們文化中最具靈性的顏色。印度人還認為月光石在臥室裡非常有效，不僅能激起極大激情，還能讓情侶們有一同解讀他們未來的能力。唯一的條件是他們必須在滿月時將月光石含在嘴裡，才能享受這些神奇的特性。

蛋白石——丘比特之石

古典時代的人們認為蛋白石是落在地上的彩虹碎片，稱呼這種精美的彩虹寶石為丘比特之石，因為他們覺得它看起來像愛神的皮膚。阿拉伯人相信蛋白石是在明亮的閃電中從天而降，因而擁有了不起的火光和色彩。羅馬人將蛋白石視為純潔和樂觀的象徵，可以保護人們免於疾病侵害。蛋白石的羅馬名「cupid paedros」非常美麗動人，意思是「如愛一樣美麗的孩子」。

聖阿爾伯特大帝是十三世紀最博學的人之一，他是自然科學以及神學、文學和語言的學者，對礦物學情有獨鍾，並對蛋白石讚不絕口：「Porphanus是羅馬皇帝皇冠上一顆前所未見的石頭，因此被稱為porphanus。它帶有淡淡的葡萄酒色，被光芒所掩蓋的色調猶如純白雪花，閃爍著明亮紅潤的紅酒色。它是半透明的石頭，傳說它以前會

在夜間發光，但在我們這個時代，它在黑暗中不會發光。據說可以守護帝王的榮譽。」

有很多關於蛋白石的迷信。人們相信包裹在月桂葉中的蛋白石可以治癒任何眼疾、抵抗心臟弱化和感染。蛋白石在中世紀被稱為ophthalmios或「眼之石」。偉大的斯堪地那維亞史詩《埃達》中有關於一顆由眾神鐵匠鋪所鍛造之石作為兒童之眼的詩句，無疑就是對於蛋白石的描述。古代人們認為蛋白石會根據主人的心情和健康狀況改變顏色，並主人去世後變得暗淡無色。金髮女子偏愛蛋白石，因為她們相信它可以讓頭髮保持淺色。（我相信他們沒有用黑色或深藍色蛋白石！）

人們曾認為蛋白石可以使佩戴者隱形，這讓它變成盜賊的守護石。黑蛋白石在蛋白石中一直佔據首位，是最稀有、最具戲劇性的類型。傳說如果只要有一方佩戴黑色蛋白石，就可以締造愛情關係，那顆黑蛋白石就會吸收激情並儲存在其光芒中。

珍珠——眾神的眼淚

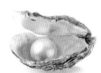

珍珠有著浪漫的過去。中國人認為它們是牡蠣靈魂的物理化身。珍珠另一個更美的名字是瑪格麗特（margarithe），意思是「光明之子」。阿拉伯人稱它們為眾神的眼淚，是雨滴落入牡蠣殼時形成的。在印度，珍珠是完美的結婚贈品，

意味著奉獻和生育。印度教的婚禮儀式包括刺穿一顆完美的珍珠，這是一個童貞儀式。

這個古老配方是一種不太有用的瘟疫療法：用水混和六顆磨成粉的珍珠與白蠟樹汁。大量失血的補救方法是一杯水搭配燒過的珍珠粉；鼻吸法也是種頭痛療法；珍珠油用於神經系統疾病，而珍珠膏甚至曾用於麻風病！珍珠靈藥另一個不太光彩的用途是治療痔瘡和中毒。用半顆珍珠粒製成的能量靈藥據說可以治療陽痿，是一種全方位壯陽藥。在過去，人們非常喜歡磨碎珍珠，甚至將它們作為牙膏使用！

橄欖石——火山女神貝利的淚珠

橄欖石是地球上最容易被誤解的寶石之一，它其實是另外兩種石頭的組合：鐵橄欖石和鎂橄欖石，還有一點鐵、一點鎳和一點鉻。世界上最古老綠色魅力的來源是被霧氣籠罩、位於埃及海岸附近的荒島塞布蓋特，也被稱為聖約翰島。對橄欖石礦工來說很不幸的是，這個島充斥充滿致命毒蛇！化身成蛇的法老們非常珍惜自己的橄欖石，任何不請自來的訪客都會被處死。如今，塞布蓋特島唯一的居民是幾隻海龜和一些海鳥，也許所羅門和他的大祭司亞倫胸牌上的石頭就來自這個奇怪的小島，橄欖石是讓這些祭司儀式創造奇蹟、並在戰鬥中保護他們的十二種寶石之一。此外，所羅門用橄欖石雕刻的杯子飲用蘇麻液（一種致醉的植物汁），從而獲得豐富的智慧。

現在塞布蓋特上的礦場已不復存在，大多數橄欖石在由亞利桑那州、緬甸、斯里蘭卡和喀什米爾喜馬拉雅山等地開採，也曾在一些隕石中發現橄欖石。在1920年代，一位堪薩斯州的農民某天醒來時在他的田裡發現了鑲嵌橄欖石的隕石塊。也許你真的要沿著橄欖石之路才能到達傳說中的奧茲國！

人們相信，尼羅河女王克麗奧佩脫拉用高品質的橄欖石妝點自己，而非祖母綠；羅馬人將橄欖石稱為夜祖母綠；這塊石頭被聖殿騎士團和十字軍當作戰利品帶回，在中世紀被用來裝飾大教堂；德國科隆大教堂的其中一個三王聖龕有一顆200克拉的巨大橄欖石。

鑲嵌在黃金的橄欖石被認為有原橄欖石兩倍的力量。橄欖石被認為具有驅除邪惡的能力，如果你有幸擁有一個以橄欖石雕刻而成的高腳杯，那麼你用它喝下的任何藥物都可能擁有神奇的療癒能力。這顆寶石在夏威夷的傳說是從女神貝利（Pele）哭泣的眼淚轉變而成。

紅寶石——大地之母的血液

十世紀的中國寶石雕刻師在紅寶石表面雕刻龍和蛇的圖案，以獲得金錢和權力。在印度，崇拜者將紅寶石作為祭品獻給他們的黑天神；在中國，紅寶石被用於祭祀佛陀。

在菲利普·德·瓦盧瓦（Philppe de Valois）著名的書籍《玉石雕刻

術》（Lapidary）中對這塊皇家紅的岩石讚不絕口，他寫道：「書本告訴我們美麗清澈的紅寶石是寶石之王；它是寶石中的寶石，其高尚超越了所有其他寶石。」約翰‧曼德維爾爵士（John Mandeville）也表達了雷同的觀點——擁有一顆紅寶石可以讓你遠離所有危險，並與朋友和鄰居建立良好的關係，他更建議將紅寶石配戴在身體左側。

在緬甸，紅寶石被視為無敵之石，士兵們有一種激烈的方法來強化保護力——在進入戰鬥之前將寶石嵌入皮膚中！他們相信其顏色是在地球內部「成熟」後形成。史前的人們相信紅寶石是大地之母的結晶。

藍寶石——荷魯斯之眼

古波斯人相信地球位在一顆巨大的藍寶石上，藍天就是其顏色的反射。希臘人將白色藍寶石與阿波羅神連結，認為這塊石頭確實非常重要，德爾斐神諭更用它來做預言。埃及人將藍寶石指定為荷魯斯之眼。星彩藍寶石尤為珍貴，因為人們認為藍寶石藍色的線條代表信念、希望和慈善。

數千年來，藍寶石一直被用作眼藥水。中世紀科學家大阿爾伯特爵士（Albert the Great）記錄了他看到藍寶石成功作為療癒石的故事，並表示在手術前及手術後必須將藍寶石浸入冷水中。與大阿爾伯特同年代一位名叫范‧海爾蒙特（von Helmont）的人主張將藍寶石塗抹在感染處作為治療瘰疫癤的藥物，但他確實提出了免責聲明：病情不能太

嚴重，並使用早期的磁力理論解釋了此治療方式背後的科學——藍寶石中的一種力道可以「從受感染的部分拉出瘟疫毒力和傳染毒物」。

藍寶石在過往歲月累積的神話和魔力讓它更添魅力。魔法師和預言家都喜歡這塊石頭，因為藍寶石增加了他們的敏感度，並使他們的占卜更優秀。它在歷史上被視為貴族的寶石，任何佩戴這顆貴族寶石的富豪都會受到保護，免於傷害，尤其是毒害。另一個存疑的傳聞是，摩西將十誡寫在藍寶石桌子上，但它們更有可能是被雕刻在柔軟且更易取得的青金石上。縱使有上帝撐腰，摩西是要從哪裡得到如此大且平坦的藍寶石？不過，藍寶石仍然受到宗教人士的歡迎。一個值得注意的例子是，十二世紀的雷恩主教表揚這顆寶石是一種神職戒指，因為它與藍天之上的天堂有著明顯的連結。仲裁者和法律界也喜歡這塊石頭，因為它被認為有助於抵制欺瞞。人們曾經認為藍寶石有性別，深色藍寶石是「雄性」，而淺色藍寶石是「雌性」。

星彩藍寶石——好運的賜予者

李察·波頓爵士在亞洲和中東旅行時總是隨身攜帶一顆星彩藍寶石作為護身符。據波頓所言，這塊石頭為他帶來了優秀的馬匹，並確保他在需要時得到幫助。這似乎確實奏效，因為他在去世很久之後仍然受到讚譽和關注。身為一個擁有慷慨靈魂的人，他會向幫助過他的友善人們展示他的星彩藍寶石，因為這顆寶石是好運的賜予者。

托帕石——聖賀德佳的療方

這種金色寶石曾被水手們在朔月夜晚用來照亮水面。托帕石也被用作催情劑，並避免過多的愛，雖然這些功能似乎並不相容。磨成粉末的托帕石與玫瑰水混合據稱可治療大量失血。另一個相似的療方是：托帕石粉與葡萄酒的混合物曾一度是治療精神錯亂的方法。古人將托帕石鑲嵌在金手鐲中、戴在左臂上，以此來抵禦方術士。聖賀德佳・馮賓根（Saint Hildegard）認為托帕石對改善視力有幫助，他將這顆石頭放在酒中連續三天，然後輕輕地擦在眼睛上，在拿出石頭後酒就可以喝掉了，這是寶石靈藥的最早書面記錄之一。中世紀的醫生使用托帕石來治療瘟疫及相關疾病，有些神蹟還被歸功於由教宗克萊孟六世和教宗額我略七世所擁有的特殊石頭。

綠松石——土耳其石

有一則關於綠松石的美麗傳說：這顆寶石是因為彩虹接觸地球而產生的。綠松石似乎一直與馬匹有神話聯繫，從中世紀開始，人們就相信佩戴這塊石頭的人會受到保護，不會從動物身上掉下來。約翰・曼德維爾爵士（Sir John Mandeville）的《玉石雕刻術》（Lapidary）書中進一步宣稱，這塊藍綠色的石頭可以防止馬在出汗和炎熱時喝冷水所造成的傷害。土耳其馬術愛好者甚至將這種水晶繫在韁繩上，作為動物的護身符。

一則關於綠松石的不尋常故事是來自魯道夫二世的皇宮內，他的醫生得到了一顆完全褪色的綠松石，其父親在贈予他的同時說了一段睿智的話語：「孩子，據說綠松石的美德只有在石頭被贈予後才會出現，我要藉由把它交給你來測試它的功效。」這位年輕人將它鑲嵌在一枚戒指上；一個月後，絢麗的色彩就完全恢復了。

鋯石——風信子的遺產

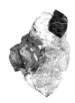

藍色鋯石是串起希臘神話的織線。在希臘美男子海亞辛斯（Hyacinth）的故事中，他去世的地方長出一朵藍色的風信子花。另一個不太迷人但同樣引人入勝的寓言中，鋯石被用於驅魔，方法很簡單——將一條新鮮出爐的小麥麵包切成十字架形狀，然後在吃麵包之前用鋯石畫過十字形外型以驅除惡靈。

第八章

寶石與水晶圖鑑

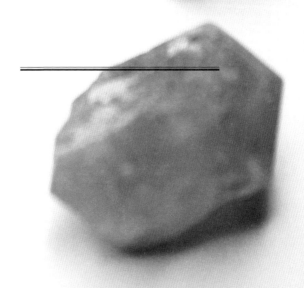

鮑魚貝 Abalone

鮑魚是貝殼的美麗彩虹襯裡——它是我們海洋的產物，也是生物的最終產物。鮑魚在加利福尼亞、日本、中國和南美洲溫暖的熱帶沿海水域捕撈。鮑魚貝用於協助治療心臟和肌肉組織，並有助消化。請用鮑魚貝當作盤子，盛放鼠尾草棒，用這組工具清掃家中的能量。這種華麗的有機寶石是你家中聖壇或神殿的美麗而神聖的象徵。光是看著鮑魚貝，內心就會出現一陣平靜。

瑪瑙 Agate

瑪瑙來自玉髓石群，因其並排的條紋而受到埃及人的喜愛。這些條紋是來自帶狀排列的微小晶體。瑪瑙有半透明的質感，在世界各地都有發現，可用於接地和平衡，據說可以實現更高的意識。瑪瑙是自信之石，能讓佩戴者有更好的自我意識，產生更多的自我理解。瑪瑙項鍊和戒指是適合在重要會議或演講中佩戴的強大定心石。

波斯瓦納瑪瑙以其產地命名，呈現灰色，看起來是光滑蠟狀。對於任何處理煙霧的人來說，這都是一個強大的工具——無論是消防員還是想要戒菸的老菸槍。波斯瓦納瑪瑙對皮膚、肺和呼吸系統都有幫助，還可以對抗抑鬱症。

苔蘚瑪瑙通常是深色：棕色、黑色或藍色。苔蘚瑪瑙來自印度、北美或澳大利亞，名稱是來自其類似苔蘚的淺色簇狀圖案。這是一種淨化石，可以為大腦兩半球帶來平衡，從而減少抑鬱或情緒疾病。苔蘚瑪瑙也可以幫助療癒低血糖症。它是農民、植物學家和助產士（屬於那些與地球一起工作的人）的寶石，還有助於直覺和創造力，並可以減少壓抑和害羞。如果你是演說家、歌手或表演者，但偶爾會害怕怯場，那麼苔蘚瑪瑙就是適合你佩戴的寶石。

鈉長石 Albite

這是拋光月長石的姊妹，一種帶有藍色陰影的乳白色石頭，可以在非洲、歐洲和美洲發現。鈉長石有助於免疫系統和呼吸問題，並對脾臟和甲狀腺有益。這種半透明的石頭可以讓佩戴者平靜下來並對抗抑鬱。臥室裡放一大塊鈉長石將有助於消除憂鬱。

亞歷山大石 Alexandrite

亞歷山大石於 1800 年代在俄羅斯首次發現，以沙皇亞歷山大的名字命名，後來也出現在巴西和斯里蘭卡。亞歷山大石有一種神祕的綠色，會在光線下發出紅色光芒。「白天是翡翠，晚上是紅寶石」這句話說明了亞歷山大石的顏色變化。如果顏色純正，這可能會是價值連城的寶石。亞歷山大石對神經有益，能讓佩

戴者保持平靜。這顆令人驚嘆的石頭還可以增強信心,是對自己做出承諾的絕佳戒指選石。

天河石 Amazonite

 天河石又名亞馬遜石,顏色類似於同名的亞馬遜河的淺綠色,這種鉀長石或微斜長石產於俄羅斯、北美,當然還有巴西。綠寶石通常與神經系統有關,天河石也是如此。這種精神刺激水晶具有讓佩戴者更富直覺、更聰明,或更靈巧的奇妙特性:它能幫助集中注意力。放在額頭上的天河石有助打開第三隻眼,以獲得更大的通靈能力。這是藝術家的石頭,對男性特別有幫助。

琥珀 Amber

 琥珀色就是以這種石頭命名,可以看出人們使用這種寶石的歷史淵遠流長。琥珀是一種樹脂化石,可追溯到數百萬年前的樹液,經常包含其他化石——昆蟲、植物碎片或岩石。琥珀因其蜜金色而備受推崇,但波羅的海琥珀是呈綠色。幾千年來,琥珀一直被視為一種力量和護身符,它的使用歷史與療癒石一樣長,據說可以治療疾病,尤其是甲狀腺、內耳、脾臟、大腦和肺部疾病。你應該在使用後清潔琥珀,因為它會吸收能量,其中可能包括來自身體或環境的壞能量或負能量。由於其有機來源,琥珀是一種大地之石。因為它強大的接地和定心能量,不建議長期佩戴它。

紫水晶 Amethyst

 紫水晶是一種紫色石英，最常見於巴西、加拿大和東非。顏色範圍可以從淺紫色到深紫色或幾乎無色。數百年來，紫水晶作為珠寶一直備受推崇。在紫水晶於南美洲被大量發現前，它被視為珍貴的寶石，現在則被歸類為半寶石。

紫水晶是療癒師最推崇的寶石之一，傳奇的美國通靈師埃德加·凱西推薦將它應用於控制和節制。紫水晶被認為有助於產生激素並調節循環系統、免疫系統和代謝系統。紫水晶因其定心和鎮靜特性而受到珍視，似乎能直接連接到心靈，對抗情緒波動和抑鬱。水瓶座和雙魚座可以將它當作他們的誕生石，這或許是非常有幫助的事情，因為雙魚經常在藥物濫用問題中掙扎，而紫水晶可以克服酗酒和其他感官放縱，例如失控的性慾。紫水晶還有助於聚焦、直覺、冥想和記憶。

紫水晶在文藝復興早期被認為具有防止邪惡（至少是邪惡思想）的力量，並在戰時提供保護。這顆美麗的紫色寶石持續佔據最受歡迎的寶石之一的領導地位，這也難怪，因為它對我們的身心健康有如此大的幫助。

紅柱石 Andalusite

紅柱石有時被稱為窮人的亞歷山大石，色彩豐富，在各種光線下從綠色變為紅色，不過這只是在人眼耍花招，因為這兩種顏色一直都在。這種多向色性代表當我們從不同方向觀察時，紅柱石就會顯示不同的顏色，坦桑石和亞歷山大石也有同樣的特性。寶石學家努力減少這種特徵，因為它會影響寶石的品質和價格，使價值降低，但我個人很喜歡多向色寶石的不同顏色呈現。這種在男士珠寶圈非常受歡迎的石頭最初發現地是西班牙的安達盧西亞省。如果你希望人們以不同的方式看待你，請佩戴紅柱石。如果你想在工作中升職，這顆寶石就特別有用！

磷灰石 Apatite

這是一顆鮮為人知的石頭。磷灰石的英文名（Apatite）來自希臘語apat，意思是「欺騙」，與其說是對石頭本身的詆毀，不如說是因為磷灰石會以綠色、黃色、紫羅蘭色、白色和棕色等多種顏色出現，很容易將它與其他同色晶體混淆。更令人困惑的是它多樣的不透明度，從完全透明到乳白色都有可能。這種石頭在美洲、挪威、印度南部和俄羅斯都很常見。磷灰石有利於手眼協調和運動技能，戴在耳環或鑲在拇指戒中效果最佳。如果你正在學習電腦程式編碼或參加繪畫、鋼琴課，請佩戴磷灰石，更快速掌握技能。

海水藍寶 Aquamarine

海水藍寶因其晶瑩剔透的藍而備受喜愛，在全球廣受歡迎。它是綠柱石的一種，祖母綠也屬於此類，在美洲、巴西、印度和俄羅斯都有發現。海藍寶石較少出現如拓帕石般的黃金色。從前海水藍寶曾用於製作眼鏡，現在則因其帶來的和諧而受到重視。這種寶石對物理現象特別有用，可以過濾訊息和增強第六感。

海水藍寶曾經被水手用來避免溺水，是喉嚨和交流的輔助工具，甚至有助於表達最困難的內容。這顆美麗的藍色寶石是3月壽星的誕生石，是大多數雙魚座和少數白羊座的誕生石。海水藍寶將幫助你變得更有直覺力，並為生活帶來平衡。

東菱玉／砂金石 Aventurine

這種與眼睛相關的水晶最常見的顏色是綠色，但也有藍色、紅色和棕色。東菱玉來自俄羅斯、印度、尼泊爾和巴西，曾一度被藏人認為可以同時從象徵或實質上克服近視。在西藏，東菱玉也被認為有開啟第三隻眼、釋放想像和感知能力。

東菱玉被認為對胸腺和神經系統有益，是一種罕見的通用療癒石，可以為身體任何部位帶來健康。作為一種通用的療癒石，它也可以與粉晶、孔雀石等其他寶石搭配使用。東菱玉結合粉晶可以幫助你敞開心

扉，用愛和同情心打開心房。與孔雀石結合使用的好處是增加清晰度和提高意識。強烈推薦用東菱玉來幫助幼兒，對他們來說是極好的祝福，它是全家人的幸福奇蹟石。

綠柱石 Beryl

綠柱石是一種藍色、綠色、白色、紅色或黃色稜柱石，來自印度、巴西、捷克共和國、挪威、法國、俄羅斯和北美。方才提到的海水藍寶是一種綠柱石，珍貴的祖母綠也是一種綠柱石，雖然綠柱石家族的這兩個成員比綠柱石本身更廣為人知，但它是最重要的寶石礦物之一。純淨的綠柱石是無色的，被稱為透綠柱石（goshenite），但雜質讓它們有了美麗的色彩。因此，人們談論的祖母綠其實只是綠色的綠柱石；海水藍寶是藍色的綠柱石；粉紅色的綠柱石就是摩根石，黃綠色的綠柱石是金綠柱石。為了讓這個問題更混淆（也可能是減少困擾），紅色綠柱石就直接被稱為「紅色綠柱石」，而金色綠柱石就是被稱為「金色綠柱石」。

綠柱石擁有最不尋常和最重要的療癒特性──它可以防止人們做不必要的事情。此外，它能幫助佩戴者集中注意力並消除干擾，進而更冷靜、更積極。綠柱石還可以強化肝臟、腎臟、腸道、肺和循環系統。它對喉嚨特別有幫助，有些人會將綠柱石粉混合成丹藥。有些水晶療癒師會使用綠柱石和青金石作為神經疾病的鎮靜劑。如果你在工作中不知所措，或面臨艱鉅任務，提高效率的綠柱石將幫助你度過難關。

血石髓／雞血石 Bloodstone

血石髓被稱為烈士的寶石，實際上是綠色碧玉，其中內含的氧化鐵雜質會變成明亮的紅斑點，就像綠色池水中的血滴。

血石髓是傳統的3月誕生石，受到古人的尊敬，被視為落日的象徵──熾熱的紅色投射在綠色的海洋上。曾有人認為這塊石頭會使水變紅，進而使太陽變紅，因此具有影響天氣的能力。

這種雜色玉髓石英的古老名稱是「太陽石」（heliotrope），這種寶石目前於澳大利亞、北美和印度開採。按理說，血石髓與血液和循環系統有關，還能幫助血液、肝臟、腎臟和脾臟解毒。一種源自遠古時代的看法是：血石髓可以給予極大的勇氣，並有助於避免危險情勢。在印度，會磨碎血石髓並作靈藥，當作壯陽藥服用。總而言之，血石髓可以補血、安神、提高佩戴者的意識。如果你從事久坐且注重細節的工作，血石髓對你來說是一個不錯的選擇。

方解石 Calcite

方解石（又稱石灰石）是數量較多的石頭種類，顏色從黑橫跨各種灰階到白。地球表面大約有4%是由方解石組成。方解石的英文（Calcite）得名於「chalix」──石灰

的希臘文。大理石是熱和壓力形成的石灰石，而方解石是許多砂岩和頁岩中的水泥。有許多洞穴中的基礎地層是方解石，例如石幔（cave veils）、洞穴珍珠、鐘乳石和石筍。環保主義者對此感到非常心動，因為這種海洋生物活動可以當作二氧化碳過濾器，助於阻止大氣中的溫室效應。

方解石中的晶體可以透過組合菱面體、八面體、棱柱和軸面等形式呈現出上千種不同的形狀，這裡只是略舉幾個例子，當前已經發現三百多種方解石形式，它的對稱性幾乎無與倫比，還有許多變生晶體。

方解石遍布世界各地，但某些條件造就了非常特殊的標本。在英國康瓦爾郡、俄亥俄州普格採石場和田納西州的埃爾姆伍德生產美麗清澈的琥珀色金字塔形方解石，被稱為狗牙晶石。墨西哥縞瑪瑙帶有橙色、紅色、棕褐色、棕色、黃色和白色，具備迷人的大理石般光滑特性，是一種非常常見的方解石，常被用來製作在世界各地禮品店販賣的雕刻品。

方解石對骨骼和關節有幫助，是種記憶增強劑。除了有助於保留訊息外，也一種鎮靜劑，可以使決策過程更加清晰。綠色方解石是對轉型期人們的極好協助夥伴，可以帶來正能量、代替負面能量。黃色和金色方解石對冥想非常有幫助，因為它們與太陽及光有關，是精神道路和高等知識的標誌。據說這些陽光般的方解石甚至能幫助星體投射。方解石是種治療石，強烈建議醫生、護士和治療師擺放在辦公室。

紅玉髓 Carelian

如果你已經失去了對生活的渴望，陷入了舊習慣、依循著沒有創造力的日常瑣事的生活模式，那麼這就是適合你的石頭。紅玉髓過去也被稱為燧石，是玉髓寶石家族中的一種石英，這種產量更為豐富的石頭產於祕魯、冰島、羅馬尼亞、英國、印度、巴基斯坦和捷克。紅玉髓是一種透明的石頭，最常被認為是紅色而得名，但也會出現橙色，偶爾有非常深的棕色。它是以半透明的卵石形式存在。

紅玉髓歷史悠久，曾被用於清潔其他寶石。它是一塊大地之石，可以作為大地的定錨。紅玉髓被認為可以消除對死亡的恐懼，並且能接地和幫助澄清思緒。紅玉髓在過去被當作能回憶歷史事件的明鏡。對於追求商業冒險的人和希望生孩子的女性來說，這是一塊幸運石。紅玉髓與較低位脈輪相連，可以療癒乙太體中的孔洞，並幫助釋放不再用於正面目的的憤怒、舊怨等情緒。橙色紅玉髓因為可以促進能量和生命力而特別被偏愛——它有溫暖情緒的能力。

傳統上還相信紅玉髓佩戴在喉嚨上可以克服膽怯，並為演講帶來強大且動人的力量，它跟其他一些紅色寶石一樣能也賦予你勇氣；此外，佩戴紅玉髓可以讓你對周遭環境感到舒適，並營造適當的冥想氛圍，讓頭腦和思緒完全清晰。紅玉髓作為吊墜或腰帶能協助你控制自己的想法，並了解他人。

天青石 Celestite

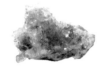

天青石的名字來源於其備受喜愛的天藍色，不過它的色調囊括了白色和黃色。天青石因內含的鹽分和鍶而被開採，它與天空的另一種關連是被用在製作煙火，透過燃燒出現熾熱的深紅色。天青石主要產於北美五大湖地區及西西里島、德國和馬達加斯加。它有時會被誤認為外觀相似的重晶石，但火焰測試可以辨識真相：如果火焰是淡綠色，這個礦物就是重晶石，但如果是紅色，則肯定是天青石。

與所有脈輪產生共鳴的天青石是最有力量的。天青石晶洞被認為充滿了天使能量，能帶來最高的意識。它是一個很棒的平衡石，能協調高等智慧，並平衡任何人的陰陽能量。

天青石是你在進行一場優秀且圓滿的演講或寫作之前應該隨身攜帶的石頭，它有助於思想和文字的流動。最有趣的是，它是一顆「聆聽之石」。請拿起一顆天青石，仔細聆聽裡面的聲音；這顆石頭的智慧將揭示你最深的直覺，並引導你採取正確行動。這種水晶對冥想有極大的幫助，因為它被認為擁有大天使的智慧。你可以在冥想中向天青石詢問任何你所需要的知識，它就會讓你知曉，無論是對前世的記憶、幻象，還是出體體驗。天青石也是一種夢之石，可以放在床邊，以洞察夜間幻想的含義。

石中所述：石頭、標誌和數字

如我們所知，許多水晶和寶石與不同的星座有著特定的關係，其中許多是古老時代迦勒底人所定下的。你只需要記住：如果寶石與相關的星座相關，就會產生最佳效果。例如，巨蟹座可以佩戴珍珠來表達和保護他們敏感的內在天性。當太陽在巨蟹座時，這種影響會更大，而當月亮在巨蟹座時，影響也會非常明顯。天蠍座在出生月份佩戴紅寶石可以帶來比平時更強大的影響，依此類推。

出於同樣的原因，寶石和水晶會振動成不同的數字。這一切都與能量有關。字母表中的每個英文字母都與一個數字相關聯，如下圖所示：

1: a, j, s   6: f, o, x

2: b, k, t   7: g, p, y

3: c, l, u   8: h, q, z

4: d, m, v   9: i, r

5: e, n, w

所以，我最好的朋友的名字是布蘭達（Brenda），她的英文名稱字母對應數字加起來是26，2和6加起來是8。因此，她應該使用並嘗試佩戴與數字8相對應的石頭：煤玉。

數字 1

寶石或金屬：	對應星座：
海水藍寶	白羊座、雙子座、雙魚座
綠柱石	獅子座
銅	金牛座、射手座
黑曜石	射手座
綠松石	天蠍座、射手座、雙魚座

數字 2

寶石或金屬：	對應星座：
石榴石	獅子座、處女座、摩羯座、水瓶座
藍寶石	處女座、天秤座、射手座
碧璽	天秤座

數字 3

寶石或金屬：	對應星座：
琥珀	獅子座、水瓶座
紫水晶	處女座、摩羯座、水瓶座、雙魚座
東菱玉	牡羊座
赫基蒙鑽石	射手座
青金石	射手座
紅寶石	巨蟹座、獅子座、摩羯座、射手座

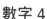

數字 4

寶石或金屬：   **對應星座：**

寶石或金屬	對應星座
血石髓	牡羊座、天秤座、雙魚座
祖母綠	牡羊座、金牛座、雙子座
月光石	巨蟹座、天秤座、摩羯座
石英	所有星座
蘇打石	射手座
虎眼石	摩羯座

數字 5

寶石或金屬：   **對應星座：**

寶石或金屬	對應星座
天河石	處女座
紅玉髓	金牛座、巨蟹座、獅子座
橄欖石	獅子座、處女座、天蠍座、射手座

數字 6

寶石或金屬：   **對應星座：**

寶石或金屬	對應星座
阿帕契淚石	牡羊座
血石髓	牡羊座、天秤座、雙魚座
紅玉髓	金牛座、巨蟹座、獅子座
貓眼石	牡羊座、金牛座、摩羯座
黃水晶	牡羊座、獅子座、天秤座
捷克隕石	天蠍座

| 縞瑪瑙 | 獅子座 |
| 橄欖石 | 獅子座、處女座、天蠍座、射手座 |

數字 7

寶石或金屬：	對應星座：
瑪瑙	雙子座
珍珠	雙子座、巨蟹座
橄欖石	獅子座、處女座、天蠍座、射手座
粉晶	金牛座、天秤座

數字 8

寶石或金屬：	對應星座：
橄欖石	金牛座
煤玉	摩羯座
蛋白石	巨蟹座、天秤座、摩羯座

數字 9

寶石或金屬：	對應星座：
赤鐵礦	牡羊座、水瓶座
孔雀石	天蠍座、摩羯座

橄欖石對應8和大師數55，由金牛座掌控。（大師數字代表了成長和理解的龐大潛力。）

鑽石是對應大師數33，由白羊座、金牛座和獅子座掌控。

螢石對每個數字都有共振，對應於摩羯座和雙魚座。

玉與大師數11共振，並與白羊座、金牛座、雙子座及天秤座有關。

玉髓 Chalcedony

這個石英家族的成員也是以下寶石家族的一份子，包括貓眼石、虎眼石、碧玉、縞瑪瑙、瑪瑙和紅玉髓。它是一種細粒和多色類型的二氧化矽礦物石英，帶有蠟質古色。玉髓最常呈白色、灰色、黃色、棕色或被稱為燧石的淺棕褐色，這是因為二氧化矽取代了最原始的有機材料——海綿生物、魚、植物或木材。有些華麗的燧石標本是亞利桑那州石化森林國家公園中的石化樹；它們鮮豔的紅色和綠色是來自鐵的足跡，賦予了它們超凡脫俗的視覺效果。

玉髓是來自地球上最早生命體的石頭，因此它自人類誕生之初就存在於我們身邊，並很早就被用於製作工具和裝飾品。它在南美洲仍然有活躍產出，主要來自烏拉圭、巴西以及非洲西南部。玉髓被稱為兄弟之石，對美洲原住民來說非常神聖，是一種強大的石頭，在神聖的儀式中用來團結部落。它是穩定、善良、耐力和平衡的石頭，據說可以創造和平。玉髓會激發內省的慾望，有助於克服自卑感並激發對新生活的熱情。這種星光水晶還可以防範因老化而失智，請用玉髓讓你的記憶完好無損！

這種水晶最好戴在戒指、項鍊或腰帶上。它是一種淨化石，甚至可以幫助你療癒皮膚。玉髓極為特別，不需要在每次使用後淨化。它會吸收負能量，是一位保護者；暴露在紫外線下可以增進淨化能力。有一種無稽之談是玉髓會促進泌乳和母性本能，因此是母親之石，古埃及人記錄了許多以玉髓粉末製成的藥方，但請不要飲用它；只要戴上它就可以保持聰明，撫慰你的靈魂和你的皮膚。

金綠玉 Chrysoberyl

這顆鮮為人知的寶石有兩個兄弟姐妹：亞歷山大石和貓眼石，它們已經從這種可愛但不那麼艷麗的綠色、黃色和棕色透明金綠玉上奪走所有注意力。這種石頭產於加拿大、挪威、澳大利亞、迦納、緬甸、俄羅斯的烏拉山脈、斯里蘭卡和巴西等寶石天堂。在極少數情況下會以環狀晶體的形式出現，看起來是六邊形，但實際上是由三對雙胞胎組成，稱為三連晶。

它的表親貓眼石也稱為金綠玉，顏色從蜜金色到亮綠色不等，通常呈圓頂凸圓形。如果用強光照射貓眼石，一面會呈乳白色，另一面則保持金黃色，這就是眾所周知的牛奶與蜜效應。貓眼效應是由石頭內無限小的針狀物折射光線所產生的結果，形成一條穿過中心的光線。少數其他寶石因為也擁有這些內含物而有相似的外觀，如方柱石、尖晶石、石英、碧璽和剛玉，但只有金綠玉石可以被稱為貓眼石，其他的寶石則需要在貓眼一詞之前冠上石頭名稱。數個世紀以來，貓眼石一

直被用來預示命運和引領財富，是絕佳的護身符。

療癒師非常珍視金綠玉，因為它可以加倍其他寶石的力量，並揭示疾病的原因。它可以幫助降低高膽固醇和腎上腺素的荷爾蒙激增。金綠玉是一種用於同情、寬恕和情緒釋放的水晶，被稱為「全新開始之石」。這是少數可以讓人們看到問題的兩面，並克服障礙和固執的水晶之一。如果你對同事或所愛的人懷有怨恨，金綠玉可以立即消除舊怒，並幫助你繼續前進。

矽孔雀石／鳳凰石 Chrysocolla

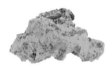

矽孔雀石是一種綠色或藍色的不透明寶石，鮮少為寶石圈之外的人所知。許多人認為它是地球的象徵，因為它有藍綠色的行星狀圖案。它是一種能量溫和的石頭，與許多其他具強烈能量的石頭不同，例如石英、青金石、孔雀石和黑曜石。它被發現於薩伊共和國、俄羅斯、北美和智利。

寧靜的矽孔雀石是一種可以影響心輪的心石，能溫和地釋放情緒、內疚和恐懼。這是一塊真理之石，它還可以緩解關節炎或骨骼問題造成的疼痛和不適。這種療癒物可以大幅緩解潰瘍、胃痛和腸道問題。

這塊石頭與我們的地球母親蓋亞、以及慈悲的仁慈使者觀音有關。矽孔雀石喚起了這些女神的特質：培育、寬恕和寬容。它被視為月之

石，非常適合新月冥想和針對全球問題的冥想，如環境保護和世界和平。只需將這顆平靜的地球之石握在手中，你就可以幫忙向整個星球發送療癒能量。

埃及人喜歡用矽孔雀石作為保護的護身符。這種樸實的石頭可以給害羞的人帶來信心，並使他們能說出真相。因此，矽孔雀石項鍊可以在進行任何形式演講時成為一個很好的配飾，適合作為項圈或靠近喉嚨的裝飾品佩戴。這種美麗的海洋岩石還可以為佩戴者提供更好的聆聽能力，這是溝通的最重要的元素之一。它增強敏感性，幫助理解已說出和未說出的內容。習慣上，音樂家會使用這種慷慨的水晶，因為它能幫助表達並賦予歌聲更多美感。

矽孔雀石還會增加愛的能力，這是任何石頭能提供最甜蜜和最有益的特質之一。但我最喜歡的矽孔雀石功能是它會告訴你什麼時候該沉默、什麼時候該說話。沒有什麼比這更好的了！

黃橄欖石 Chrysolite

這種石頭也俗稱為橄欖石或貴橄欖石，常見於水晶隕石中，具有玻璃般的光澤和高硬度，來自俄羅斯、北美和義大利山區。人們在使用這種綠色或黃色種類的寶石時常犯的一個錯誤是將它們與托帕石混淆。橄欖石與太陽、太陽能量以及8月有悠久的連結，幾個世紀以來一直被用來驅趕邪靈和瘋狂。它是希望之

石，具有將個體從悲傷和絕望中解脫出來的能力。如果你正在經歷特別困難的時刻，請佩戴橄欖石，直到你擺脫痛苦為止。

黃橄欖石是一種創造力水晶，這種愉悅的水晶帶給人靈感，釋放想像力並抿除消極情緒。對於覺得受到社會規則束縛而無法真正表達自己和內心的人來說，這顆石頭是對個人自由的極大鼓勵。抑鬱症也可以在這裡找到慰藉，黃橄欖石為那些感到疲憊和承受過重負擔的人提供了紓緩，這種令人振奮的石頭還能提供更好的通靈洞察力和接受能力，對冥想有很大的幫助。

黃橄欖石也是一種清潔劑，據說可以改善闌尾炎和腸道解毒。請用令人愉悅的黃橄欖石為你的身心排毒。

綠玉髓 Chrysoprase

這顆蘋果綠的石頭是石英，或者更具體地說，是一種玉髓，開採於巴西、澳大利亞、北美，俄羅斯。可愛又耀眼的綠色源自其化學成分中的鎳含量，鮮綠色使綠玉髓成為富足和繁榮的完美選擇，請把它放在你的金錢角落。

綠玉髓的顏色和清晰度賦予它帶來愉悅、好運和增強感知力的力量。健康方面，它有助於肉眼和第三隻眼。它還能引發潛意識中醞釀的問題，並使這些隱藏的擔憂浮出水面，如此一來就更容易處理。它還可

以吸引那些處於休眠狀態的才能。綠玉髓就像一顆電池，它能儲存能量。幾個世紀以來，這種綠色水晶一直被用作精神病患者的療癒石，透過減少恐懼、敞開心扉接受新模式以消除焦慮。在改變的過程中，綠玉髓可以成為你平靜的源泉。

這顆石頭對學者特別有用，這位閃亮的推手可以是冷靜的經紀人，也是求知欲的振奮劑，同時具備兩種看似不相容的特質。我喜歡它減少自負並增加創造力的能力，但其他人無疑會因為它所提供針對性方面的保護而重視這種綠色水晶——它能增加生育能力並預防接觸傳播的疾病，還可降低痛風和發瘋的可能！

這是你可以放在枕頭下夢之袋的水晶，幫助放鬆、促進安寧的睡眠，並獲得新的見解。它還對心輪有益，這種金錢色的石頭會營造一種鼓舞的氛圍，是送給自己的絕妙禮物。

珊瑚 Coral

 珊瑚是另一種自有機材料誕生的石頭，源自許多海洋生物的骨骼。珊瑚遍布世界各地的海洋，古文明因其美麗和醫療幫助而崇敬珊瑚，古人也將許多宗教意義歸結給珊瑚。珊瑚有無數種形狀，顏色也非常廣泛——從白色到黑色，不同顏色的珊瑚具有不同的特性：

* **粉紅**帶來安撫

* **紅色**可以提神醒腦

* **灰色**帶來調和

* **黑色**吸收能量

* **白色**帶來恆常

珊瑚可以滋養骨骼和血液，是一種清潔劑，益於內臟和心智健康，美國預言家埃德加·凱西拿它來鎮靜和紓緩。由於珊瑚由多個世代的生物組成，因此它是通往過去的門戶。因為很容易獲取（被沖刷上岸、很容易從海洋中取得）古代人相信水手可以用它來使水域平靜。它通常是作為護身符或墜飾佩戴，力量最強大的珊瑚可能是直接來自海洋、沒有破損。古人相信生命體會一直留在珊瑚中，直到珊瑚破碎，這賦予了它巨大的力量。月光應該能強化珊瑚的療癒能力，使用前述的顏色指引來幫助你在特定時刻選擇所需的珊瑚。你應該為自己準備一整套各色調的珊瑚：佩戴紅珊瑚項鍊驅散胸口寒氣；如果你和伴侶吵架，就戴上灰色珊瑚；如果你的世界需要更多「禪意」，請戴上白色珊瑚。

赤銅礦 Cuprite

赤銅礦是由銅礦石形成的礦物晶體，在近乎黑色的晶體內有亮紅色的針狀晶體，有濃烈的紅色、壯麗的閃爍光芒。它最常見於法國、俄羅斯、北美、德國、英國和澳大利亞。

就像銅對健康非常有益，赤銅礦也是如此，有助於解決心臟、血液、皮膚、肌肉和骨骼的問題。赤銅礦會刺激低位脈輪。它是適合隨身攜帶上飛機的紓緩石，可以緩和高原反應，還能促進膀胱和腎臟功能。

赤銅礦擁有一個其他寶石都沒有的特性——它可以幫助人們應對男性權威人物。這可能部分來自赤銅礦與你前世連結的啟示力量。如果你有需要克服的父親情結，我強烈建議你使用這塊石頭。它提供的特別魔力也很適合與男性同事和老闆打交道。

賽黃晶 Danburite

相對過去較不為人知，賽黃晶受到的關注日漸倍增，它的英文名字是以首次發現地康乃狄克州丹伯里市命名，通常是白色或透明的玻璃狀晶體，有粉紅色、棕色或黃色的色調。有些最好的標本來自日本，一些體積最大的標本則來自西伯利亞，但在玻利維亞、捷克、瑞士和墨西哥也有發現。賽黃晶以菱形橫剖面著稱，喜歡完全透明水晶簇的人都會喜歡它，賽黃晶是脈輪的活化劑，尤其針對眉心輪和頂輪。這種水晶因能夠融合心靈和靈魂能量而廣受歡迎。請將賽黃晶放在你的心臟和前額上，以充分獲得正面效果。

在健康方面，賽黃晶可幫助體重不足的人增加肌肉和活力，還可以幫助肝臟和膽囊解毒，有助於這些臟器運作。儘管它是水晶世界的新成員，但賽黃晶因其增加智力和緩解陌生情勢的珍貴特性而廣為人知。

它可以克服頑固，帶來耐心與和平。如果你處於新工作、新城市或新關係，請為自己取得一些賽黃晶，這塊石頭將幫助你輕鬆地適應變化多端的環境！

抽石頭

讓你的塔羅牌休息一下，創造一個獨一無二的占卜工具——一袋水晶，你可以用它來解讀，這非常容易。我有一些小時候玩的石頭，以及其他在旅行中撿到的石頭。即使是昨天，我還在舊金山的菲爾街和歌賦街上的「通靈之眼」小店買了一些石榴石、瑪瑙和小黃水晶，將它們添加到我的袋子裡。我有一個最喜歡的藍色天鵝絨包，當需要時，我會尋求水晶幻視以得到領悟。如果你和我一樣還無法把鑽石囊括到魔法袋中，請用透明石英代替它們；用橄欖石替代祖母綠；石榴石可以成為紅寶石很棒的替代品。我很高興發現「通靈之眼」售有每顆只要3美元的紅寶石原石和祖母綠原石，所以還是有買得起的選擇。抽石頭的方法就跟數1、2、3一樣簡單：1）搖晃袋子。2）提出問題。3）拿出前三顆你摸到的石頭，然後從以下指引進行解析：

* **瑪瑙**：商業成功和惡名已近。
* **紫水晶**：變化即將來臨。
* **東菱玉**：新的視野和正面成長就在眼前。
* **黑瑪瑙**：確定有金錢收穫。
* **藍紋瑪瑙**：需要精神和生理療癒。

* **黃水晶**：宇宙提供啟示。

* **鑽石**：絕對穩定。

* **祖母綠**：尋求繁盛。

* **赤鐵礦**：檢驗新前景。

* **玉**：生命是永恆的。

* **青金石**：駕馭龐大財富。

* **石英**：在本來無一物的地方獲得透徹。

* **紅瑪瑙**：期待長壽和健康。

* **紅碧玉**：注意接地的必要。

* **粉晶**：愛就在生活中。

* **紅寶石**：敢於追求深層的激情和個人力量。

* **藍寶石**：是時候得到真相。

* **雪花黑曜石**：你的煩惱結束了。

* **雪石英**：做出重大改變。

* **虎眼石**：情勢並非表面所見。

枝晶 Dendrite

在錳礦源中有時會出現樹狀或蕨狀礦物生長，這些被稱為枝晶。當液晶分子在附著到固體晶體表面之前在空氣中擴散，其生長模式就會與冰晶相同。水晶枝晶有開啟和淨化所有脈輪的能力，獨特而有趣的枝晶非常適合用於休息和恢復活力的時候。

鑽石 Diamond

 我們這就來看看絕妙的鑽石，它是一種享譽世界的寶石，也是4月壽星的幸運誕生石，通常被認為是寶石最高等、最純粹的表現，鑽石的淨度和反射光線的能力無與倫比。鑽石由純碳組成，是在地殼深處的鐵鎂岩漿中經過數千年巨大壓力和熱量後形成，最初是由火山流帶到地球表面，現在以極高的開採成本產於西伯利亞、澳大利亞、南非和阿肯色州。在加拿大和加利福尼亞，冰川將鑽石推到地表附近，在歷史上創造了一段偉大的插曲。

鑽石暴露在輻射下時會發出磷光，一般被認為是最堅硬的天然物質。劣質或低等鑽石通常用於工業用途，但印度的寶石切割師在尋找方法，以挽救低品質鑽石轉成珠寶。

鑽石是絕佳的療癒寶石；或許再也沒有其他水晶可以如此純粹而強烈地集中能量。關於鑽石療癒功效的傳說很多，但大多數療癒師都同意寶石獨特的藍光有助於療癒青光眼。鑽石也被認為是男性生殖器的福音，讓人想起一些有趣的珠寶選擇。鑽石與其他寶石搭配使用時效果極佳，可以增強任何其他寶石的屬性。雖然這可能非常有幫助，但它是雙向的，也就是說，如果你處於負面的心理狀態，鑽石也會放大這種情緒。

鑽石已經成為忠誠的象徵，用於訂婚戒指的傳統寶石，是結婚和天長

地久的承諾。由於這顆寶石有助直覺，戒指本身將幫助準新娘知道她的未婚夫是否真的是「對的人」。鑽石還會賦予勇氣，能幫助人們面對任何事情。

技巧和竅門：鑽石是大腦最好的朋友

據說如果將這種最珍貴的寶石作為耳環佩戴，對大腦有奇效。因此，我認為鑽石耳環是必備。快，告訴你的伴侶！

透視石／青銅礦／翠銅礦 Dioptase

 透視石是一種顏色接近祖母綠但缺乏硬度的華麗寶石，因此降低了其市場價值，可以在祕魯、智利、俄羅斯、伊朗和非洲的一些地方找到。透視石的真正價值在於它能夠幫助任何正在經歷精神壓力的人。它能平衡男性和女性的能量並充當穩定器。作為一種能量石，透視石可以激起和喚醒每一個脈輪，使心思、身體和精神充滿活力。如果你想真正與眾不同，請佩戴透視石，你將藉由這顆美麗的寶石吸引到崇拜者，並在此過程中找到內心的平靜。

技巧和竅門：抗衰退寶石

當經濟開始衰退時，請用石化木確保你的工作。當市場風雲變幻時，

這塊安全石將成為你的堡壘。另一個附帶的好處是，它可以讓你的身體更強壯。請把它放在你的辦公桌上，當你感到焦慮時觸摸它，你會立即感到更平靜、更踏實。

技巧和竅門：抗憂慮寶石

粉紅色的寶石能提供巨大的心理支持。在遇到麻煩時，請求助於這些玫瑰石——菱錳礦、紅紋石或流紋岩，它們會拯救你的情緒。請將它們放在口袋、錢包或辦公桌抽屜中，以便在感到害怕時將它們握在手中，和諧將會環繞你。

祖母綠 Emerald

 這種夢幻般的綠色寶石已受寵四千年。「祖母綠」的英文名字Emerald來自希臘語smaragdos，意思是「綠色的石頭」。雖然鑽石有很多很多的粉絲，但祖母綠也不遑多讓。我是祖母綠的忠實支持者，擁有一顆由南非金匠手工製作、與我的訂婚戒指的鑽石相配的祖母綠。

如前所述，祖母綠也被稱為綠色綠柱石。它是所有綠柱石中最有價值的——確實是一種珍貴的寶石。綠柱石通常是無色的，但當它的成分出現微量鉻時會變成綠色。這種情況很少發生，這就是祖母綠如此昂貴的原因。

當然，評判寶石的標準是它們的亮度、淨度、重量和比例。祖母綠被認為是敏感的寶石，所以必須以某種方式進行切割——非常流行的八角形，後來被稱為祖母綠切割。透明度較低或內含物非常多的寶石通常會鑲嵌為圓頂形橢圓形寶石。

人們將祖母綠作為幸運5月壽星的特殊寶石，祖母綠是歡樂和積極的寶石，真愛、忠誠、生育和出生的象徵。祖母綠會創造和諧，是生命的潤滑劑，也有助於記憶。它們能幫助人們適當地表達自己，並鼓勵說真話來增強這種力量。祖母綠是智慧寶石，賦予佩戴者靈感和直覺、與他人分享智慧、向生活中的人們表達愛意。據稱祖母綠可緩解的健康問題包括糖尿病、脊椎、背部、骨骼問題以及精神和情緒困擾。據說這顆石頭是治療眼睛發炎的先驅。

祖母綠也是一種心之石，對身體和情緒層面都有好處。提及訂婚戒指，我更喜歡祖母綠而不是其他寶石，這是你在一段關係中獲得幸福的終極寶石。事實上，祖母綠被稱為成功愛情的寶石，可以讓一對心甘情願的伴侶全然幸福、完全忠誠和擁有受祝福的家庭。如果將祖母綠作為小指或無名指的裝飾品佩戴，或者佩戴在右手鐲中，會讓祖母綠的力量最強大。但是佩戴者請注意！請不要一直佩戴祖母綠，否則它的超級正面力量會開始逆轉。一點點祖母綠的好運就大有幫助。

頑火輝石 Enstatite

 頑火輝石是一種在俄羅斯、日本、德國、北美和愛爾蘭被發現且相當常見的礦物。它存在於變質岩中，偶爾會在一些火成岩中被發現，但最有趣的發現地點則是隕石。頑火輝石會以幾種寶石形式出現：一種稱為古銅輝石；另一種稱為鉻頑輝石，這是一種不太常見的綠色品種，含有微量鉻，就是讓祖母綠呈綠色的相同物質。

頑火輝石是用於循環系統、肝臟、腎臟等器官的清潔劑。這顆石頭也是一種「精神清潔劑」，深受到學生、教師、醫生和需要獨立思考的專業人士的青睞，例如演講者和律師。如果你有工作或需要高度集中精神的專案，請隨身攜帶頑火輝石。

技巧和竅門：太空入侵者

你有愛管閒事的鄰居或噩夢般的室友嗎？請用水晶對抗其他人的無知！如果你對隔壁的人有意見，請將煤玉放在你的門口或將其埋在圍欄旁。如果你有一個討厭的室友或客人，請把煤玉放在壁爐架或書架上並戴上煤玉首飾，就能立即收回你的個人空間。

火瑪瑙 Fire Agate

這種有趣的標本有小而薄的層次，可以讓光線充滿所謂的火。實際上，這種效果是來自火瑪瑙中非常薄的虹彩褐鐵礦層，讓光線以不同的顏色折射。當富含二氧化矽的水被加熱並與氧化鐵混合、填充岩石之間的裂縫，然後冷卻成這顆有趣的石頭時，火瑪瑙就誕生了，最常見於印度、冰島、巴西、北美和捷克。火瑪瑙需要以特定的方式切割以彰顯層次；錯誤的切割就會毀了火瑪瑙。切割火瑪瑙的過程是大自然母親孕育過程的逆轉。

火瑪瑙因其呈虹彩外觀而備受青睞，有些人認為它是精神火焰的物理表現，是一種絕對完美。火瑪瑙為佩戴者帶來勇氣和抵禦恐懼的能力。這顆瑪瑙內部的火提供了一個保護罩，其實是將恐懼送回了它的源頭。火瑪瑙帶來平靜感，並與地球建立更緊密的連結。它是一種非常有用的冥想靜心石，非常適合內省，有助於將深層問題帶到表面，以便在明亮的光線下檢視。橙色的寶石被認為是最強大的，因為它們擁有高度刺激和揭露隱藏事物的能力。

火瑪瑙以這種積極的基本能量帶出你最好的一面；它推動你在精神意義及工作事業上取得進步。火瑪瑙可以放在身體的經絡上，功效就像針灸師或穴位按摩師的手法一樣。你可以透過這種方式幫助清除任何感覺障礙，並且協助處理神經和循環問題。

這是療癒師的石頭——醫生、巫師、牙醫和心理學家的好朋友。它也是胃和腺體的清潔劑，對眼睛很幫助，據說可以改善夜間視力。而且，正如人們想到火就會聯想到的那樣，這種瑪瑙是一種性感寶石。所以，請用無所畏懼的瑪瑙點燃內心的火焰。當你打算來場極度誘惑時，請確認自己有機會炫耀這款性感寶石！

燧石 Flint

燧石可能不會被認為是水晶，更不用說療癒水晶了，但它其實是一種肉眼看不見晶體結構的石英，最常見的形式是灰黑色的圓形結節。如果是在白堊岩附近發現，就會有一層白色塗層包圍。燧石也可以是紅色或棕色，遍布世界各地。

更新世石器時代的早期人類喜歡這種實用水晶的硬度，用它來製作粗糙的工具和矛頭。近代的人用燧石在燧發槍中引爆火藥，但燧石被當作武器可能是一種不幸，因為它的能量其實對人體組織非常有益。燧石給人一種整體幸福感，不僅是生理上，也包含心靈上。燧石的特別贈禮是給那些患有退化性疾病的人一種新的力量感和溫和療癒能力。家中的燧石會讓你感到踏實，並營造出安全感和舒適感。

螢石 Fluorite

 螢石的顏色橫跨彩虹上的所有色系，而且有一個額外的好處——它的螢光特質在紫外線下會產生一種特殊且相當神祕的光芒。純螢石（只有氟和鈣）是無色的。有色螢石如海洋綠色、深紫色、奶油黃色、淡紫色或亮藍色，則是來自其他元素的痕跡。

螢石的不透明度是二元的——它可以是晶瑩剔透的，也可以是半透明的。螢石很像玻璃，只是它又脆又軟，縱使看起來一樣美麗，經過拋光後也會呈現出光彩奪目的光澤，但螢石無法被視為珍貴的寶石。因為表面很容易劃傷，它不適合製成戒指。螢石最適合當作耳環佩戴，貼近大腦、頸部和脊椎，在這些地方提供大量幫助和療癒。即使作為別針或吊墜，也必須非常小心處理，以免損壞或劃傷表面。

螢石常見於中國、祕魯、挪威、澳大利亞、英國和北美的幾個地區。伊利諾州有大量螢石礦床，這些礦床大約在1.5億年前形成，於侏羅紀時期被加熱並上升到高水平面的氟化水（大自然產生的！），在3.3億年前流經密西西比早期的石灰岩礦床周圍。當充滿氟的鹽水觸碰到含鈣石灰石時，這樣條件非常適合螢石結晶。想一想，你手中的水晶很可能是在一億年前形成的，裡面一定蘊藏著浩瀚能量！

我覺得氟在古代河水中的自然流動有點有趣，現在我們在今天的飲用

水中加入氟化物（一種氟的化合物）來增強牙齒和防止蛀牙，這裡出現了一個連結：螢石也對骨骼和牙齒有幫助。古人用它來治療腫瘤和癌症。螢石能激發精神狀態，帶來深刻而有意義的頓悟。除了對關節炎、運動損傷和骨骼問題有幫助外，螢石還是性方面的福音，據說是大自然的威而剛！螢石能打造幫助溫和釋放性焦慮和性慾問題的環境。在你度二次蜜月時帶一大塊螢石水晶到飯店——太棒啦！

提示和技巧：螢石的彩虹用途

紫羅蘭色或紫水晶色的螢石對骨骼特別有益，包括骨髓，它可以喚起第三隻眼，最重要的是，還能傳授古老的知識！綠色螢石因其能夠抑制和聚攏過多的身心能量而受到青睞；透明的螢石會喚醒頂輪，釋放任何阻礙靈性發展的東西；藍色螢石有助於頭腦清晰、有條不紊地思考，以及讓你成為溝通大師的能力；黃色螢石能點燃突觸並喚醒記憶，還將使你更聰明，大幅提高創造力。

任何螢石都能減少電磁污染並淨化氣場。請在你最喜歡的形而上小店買一大塊螢石，然後把它放在電腦旁邊以減輕壓力。長時間盯著螢幕會消耗你的能量，請每小時至少看一次螢石，可以減少眼睛和大腦的疲勞！

石榴石 Garnet

 我喜歡「石榴石」的英文Ｇａｒｎｅｔ其實是來自 granatum，指的是石榴籽的顏色——多麼神祕和浪漫！而且比埃及人創造的「carbuncle」（癰腫）一詞更吸引人。石榴石已經被認為是一種紅酒色的石頭，但實際上，它可以是綠色、黃色或棕色。石榴石遍布世界各地，可以構成一系列礦物：

* **鐵鋁榴石／貴榴石**是最常見的石榴石，也可能是最受歡迎的石榴石，呈深紅色，帶有深棕色；豐富的顏色是來自鐵和鋁含量。通常被切割成寶石。

* **鈣石榴石**是鈣和鐵的組合，顏色從紅色、綠色、黃色到黑色不等。綠色鈣石榴石是深受歡迎的寶石選擇。

* **鈣鋁榴石**由鈣和鋁組成，最常出現白色或透明色。在斯里蘭卡有一種具備寶石品質、托帕石般的棕色鈣鋁榴石，而在西伯利亞，有一種是醋栗綠——因此，「鈣鋁榴石」的英文Grossular源自這種水果的拉丁文。

* **鎂鋁榴石**是最珍貴的石榴石，因含有鎂而呈現出最清晰的紅色。最有價值的鎂鋁榴石來自南非發現鑽石的「藍色地球」區域。

* **錳鋁榴石**是最稀有的石榴石，它是一種鋁錳寶石，並帶有迷人的橙色。

* **鈣鉻榴石**並不常見，這種草綠色石榴石通常在富含鈣的蛇紋石岩石中發現，有獨特的晶體結構。

紅色石榴石是愛情寶石。這些性感寶石可以幫助那些性慾低的人調整自己的激情。綠色石榴石是真正的療癒寶石，這些水晶為脈輪提供保護。你應該佩戴綠色石榴石耳環或項鍊，以充分利用內在和外在的療癒能力。

石榴石是前世記憶的導體，也是此時此地的記憶魔具，提供增加耐心的討喜優點。石榴石還會促進同情心和對世界和自我的認識，可以幫助一個人放手，尤其是針對自我厭惡。

赤鐵礦Hematite

赤鐵礦從使其誕生的氧化鐵中獲得超凡脫俗的金屬光澤。即使我穿越時空回到石器時代，當我用岩石滾筒翻滾和拋光赤鐵礦後，也可以很容易地得到一顆銀灰色鵝卵石。

赤鐵礦有時表面呈紅色或紅色斑點，這可能就是赤鐵礦英文名Hematite的由來：這個字的字根haima是希臘文的「血」。赤鐵礦長久以來與血液、血祭和協助治癒流鼻血、月經、心臟病、貧血、腎臟疾病、血友病、生產、手術、失眠、發燒和肺部問題有關。美洲原住民在牙科、治療傷口和藥物濫用時使用赤鐵礦。古埃及人將赤鐵礦磨碎並將其放入藥物和軟膏中，埃及人喜歡這種閃閃發光的岩石，每個人都可以擁有一顆（祖母綠並非如此）。他們經常佩戴赤鐵礦作為護身符，相信它可以使佩戴者立於不敗之地。

赤鐵礦最常見於北美、瑞典、英國、瑞士、義大利和巴西。赤鐵礦幾乎就像先前討論過的「神奇金屬」（見第二章），因為它含有高含量的鐵，進而促成它的血液淨化能力。它也是一種保護性岩石，並能加強組織再生。赤鐵礦能強化自我形象和自信，還可以將負能量轉化為正能量。赤鐵礦被認為是陽性，一種更男性化的能量。我對於這塊奇蹟石更偏愛的面向是它有助於解決法律問題和星體投射。赤鐵礦是一種創造力水晶，一種奇妙的心智強化劑，可以提高邏輯思維、聚焦、集中注意力，增進更清晰、完整記憶的能力。赤鐵礦可以消除身體的焦慮並創造平靜。除了向外投射的所有這些面向外，赤鐵礦還有助於內在功課：自我知識、更深層次的意識和智慧。就像地球形塑出赤鐵礦的鐵那樣，赤鐵礦有接地力。如果你覺得空虛或脫節，建議配戴赤鐵礦。

你現在知道赤鐵礦常見於北美和南美部分地區，但你可能不知道在火星上可以找到大量赤鐵礦！沒錯，由於火星的「鏽」塵是因為赤道附近地表有大塊灰色赤鐵礦，這證明火星在某個時候有水或至少有水蒸氣。我在瀏覽NASA網站時發現，這引導科學家提出可能曾有溫泉活躍在紅色鄰星上的誘人理論。他們怎麼知道那是赤鐵礦？透過稱為THEMIS（熱發射成像系統）的紅外線成像系統，我還發現亞利桑那州立大學行星地質學家維多利亞漢彌爾頓（Victoria Hamilton）的一句引言，解釋說「所有材料都在原子標度上振動......每種礦物都有獨特的紅外光譜，可以像人類指紋一樣可靠地識別它。」太迷人了！

提示和技巧：業務之石

如果你從事業務或行銷，只需要佩戴一些紅玉髓首飾，或放一些紅玉髓水晶在辦公桌上，就可轉變成一個人緣吸引器！我認識一名用這顆活潑瑪瑙包圍自己的女子，她所擁有的錢財翻倍。這顆石頭將幫助你在工作中大放異彩，並在組織層級中飆升！

鷹眼石 Hawk's-Eye

 鷹眼石是一種富足的石頭，看起來非常像它的名字——強大鳥類的眼睛。這種鮮為人知的水晶是虎眼石的深色版本，出現在南非、北美、印度和澳大利亞，就像它的兄弟石一樣被烙上烙印。鷹眼有很強的大地能量，它具備同時平靜又充滿活力的罕見能力。虎眼石是看遠景，而鷹眼石是站在空中的有利位置，超然的觀點。

鷹眼石為藍綠色，虎眼石為黃金色，兩者都從不同的角度提供深刻見解。在許多文化中，鷹是眾神的使者。同樣地，你可以將這顆石頭放在你的第三隻眼或手掌上，祈求深度的智慧。等待並聆聽，答案出現在你身邊。我喜歡這塊石頭，因為它不僅能吸引財富和物質，還能帶來有利人脈。當你遇到棘手麻煩並且看不到脫身之道時，鷹眼石是你的慰藉。作為療癒石，它對循環系統、腿、腸和眼睛都有幫助。攝影師、科學家、航空公司飛行員以及任何需要高度專注力的人都應該在工作中佩戴鷹眼石。

技巧和竅門：鑽石夢想

如果在枕頭下放一顆赫基默鑽石，你就會做非常生動的夢，你應該在夢境日記中記錄這些夢，並在夢境功課中討論或研究。如果這些夢的力量太具壓倒性，你可以在赫基默鑽石旁邊放一塊紫水晶，讓力量更易於管理，這將緩和夢的強度。

赫基默鑽石是力量調性，會為你的生活帶來強大的生命力和活力。他們可以利用自帶的吸收能力將壓力從你身上轉移開。把這些石頭放在你的臥室裡可以讓壓力消失，幫助你放鬆和感到安全。

最後，如果你住在任何類型的核能設施附近，無論是發電站還是進行輻射處理的醫療院所，這顆石頭都能幫助吸收輻射並協助保護你和你的親人。赫基默鑽石保留了它們在環境中目睹事物的記憶印記，並反映給我們，帶來對所見事物的深刻理解。我有一個令人讚嘆不已的赫基默鑽石吊墜，當初我是在1999年於丹佛舉行的國際新時代貿易展上被它吸引，它在我心中揮之不去。後來，當我被診斷出患有癌症時，令我所有的朋友和家人感到驚訝的是：我不需要接受放射或化學治療。我想我知道原因為何！

赫基默鑽石 Herkimer Diamond

首先，它不是鑽石，而是在紐約赫基默首次發現的透明石英，一直都在那裡被獨家開採，直到最近在墨西哥瓦哈卡州也發現了赫基默鑽石。之所以被稱為鑽石，是因為它的光彩、閃耀和鑽石形狀。赫基默鑽石的中心也有一個美麗、彩虹般的效果——樂觀就是它的核心。

這種水晶能釋放能量阻塞，對脈輪有幫助。赫基默鑽石是調和之石，最有效的方法是將它放在需要療癒的各個脈輪區域。例如，如果你在訴說或解釋你的困擾時遇到阻礙，請將赫基默鑽石放在你的喉嚨上；心碎時可以把它放在心輪上幫助你克服難關；還有一些水晶療癒師認為赫基默鑽石的最大力量是預防疾病。

我對這塊石頭的偏愛在於它能夠實現非常有意義、具有預言性和啟發性的夢想。這種水晶能大大增強直覺，甚至可以輕鬆回憶前世。

黃鐵礦 Iron Pyrite

傻瓜的黃金！我有些朋友說我是一隻喜鵲，因為我會被閃亮的物體吸引。讓我們把愚人金算在內。我不在乎它是否比真正的黃金價值低一百倍，它很對我的喜鵲眼，而且每當我看到它時，我就想擁有它，天知道我已經多次克制自己不要下

手（通常是在朋友的幫助下）。黃鐵礦通常是與其同名的明亮金屬黃色，但也有亮綠色和銅色。它在北美和南美被開採，是一種已被礦化的晶體，形成閃亮的簇。

黃鐵礦能協助皮膚抵禦污染物，對呼吸系統有好處，據說有助於氧氣流動。它還與血液中的鐵含量密切相關，因此有益於循環系統。黃鐵礦也能幫助改善食物消化不良的問題。

我很珍惜黃鐵礦，因為它對個人心理活動的協助幾乎是無人能比。它可以提高創造力、智力、邏輯性和溝通能力，並緩解煩躁和焦慮。這些晶簇輻射穩定，美洲原住民尊崇黃鐵礦作為護身符。這種帶來金錢和創造力的石頭是藝術家、時尚達人、作家或任何以藝術創造收入的人的必備品。

技巧和竅門：一盆石頭

請在你的辦公桌上放一個魔法許願盒，時不時地看它一眼，為你內心的願望許個願。製作的方法很簡單：拿起一個碗或閒置的箱子，用沙子填滿一半，再將這些建議的心願石以任何你喜歡的方式放置。

* **瑪瑙**針對新家，
* **紫水晶**針對靈性，
* **紅玉髓**或**青金石**針對工作，

* 想要孩子請使用**珊瑚**
* **愚人金**針對金錢，
* **粉晶**針對愛。

玉 Jade

我不禁驚嘆自己正在中國新年期間撰寫玉的內容。玉被中國人視為至高無上的東西，幾千年來一直被認為可以帶來好運和繁榮。玉是純潔和寧靜的預兆，中國人非常喜歡這種調性，無論走到哪裡，他們都會隨身攜帶一些小護身符。其他文化譬如紐西蘭的毛利人和日本人，也帶著玉以保有祝福。玉是一種柔軟的石頭，非常適合雕刻，中日兩國都用精美的玉器裝飾皇室。玉來自緬甸、俄羅斯、義大利、中國、北美和中美洲，價格親民，我鼓勵你探索所有神奇的顏色：黃色、橙色、藍色、紅色、紫色、白色、棕色和經典的綠色，讓它發揮積極能量。

玉帶來愛和保護的力量，也是一塊夢想之石，能促進具預言性和深刻意義的夢境。

* **紫玉**可以療癒破碎的心，讓理解和接納進入內心，讓痛苦和憤怒遠離自己。如果你正在經歷分手，紫玉能幫你走過心痛。
* **綠玉**是顧問之石，可以幫助運作不順的人際關係走向正軌；這種色調也是大腦的福音，綠玉有助於人與人相處。

* **紅玉**可以幫助你適當地釋放憤怒，也能產生性激情。在只佩戴紅玉的情況下，為你的愛人用紅玉雕刻杯來一點激情藥水，你們將會火花四射！

* **藍玉**是一種堅韌不拔的石頭，可以增強控制力。你可以佩戴藍玉吊墜以保持寧靜。

* **黃玉**代表能量、簡單的快樂，增加社群的參與與認同感。一只黃色的玉手鐲或戒指會幫助你感受世界的美好。

硬玉和軟玉是玉的兩種變體，其中更透明、更稀有的硬玉更受歡迎。然而，它們的療癒特性非常相似，不同顏色表現出不同的療癒效果，而且所有的玉都會帶來正能量。2001年，在緬甸普蒂亞坎特（Ptiakant）發現了一塊2,000噸的玉石——這是很大量的愛！

碧玉 Jasper

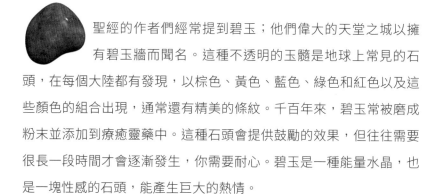

聖經的作者們經常提到碧玉；他們偉大的天堂之城以擁有碧玉牆而聞名。這種不透明的玉髓是地球上常見的石頭，在每個大陸都有發現，以棕色、黃色、藍色、綠色和紅色以及這些顏色的組合出現，通常還有精美的條紋。千百年來，碧玉常被磨成粉末並添加到療癒靈藥中。這種石頭會提供鼓勵的效果，但往往需要很長一段時間才會逐漸發生，你需要耐心。碧玉是一種能量水晶，也是一塊性感的石頭，能產生巨大的熱情。

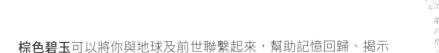

* **棕色碧玉**可以將你與地球及前世聯繫起來，幫助記憶回歸、揭示從各次轉世一直堅持的所有模式。如果你有興趣探索前世化身，請戴上棕色碧玉戒指或在左手戴上手鐲，注意你的夢境，它會揭露你想知道的內容！

* **黃碧玉**是靈魂石，在任何靈性工作中都會有幫助。它也是適合旅行的石頭，旅行者的援手。黃碧玉提供活力並觸及內分泌系統。下次旅行時，請將黃色碧玉戒指戴在右手上，你將享受活靈活現的夢想之旅。

* **藍碧玉**會影響骶骨和心輪，幫助你星體投射。這是一種強大的神祕水晶。藍碧玉可以讓你進入精神領域，同時讓你錨定在地球上，非常適合所有靈性工作。如果你想開始一種新的精神修煉，甚至想加深冥想，這顆寶石會讓你走上正確的道路。

* **綠碧玉**對皮膚和心靈都有好處；如果你對任何事想太多，綠碧玉會驅散你的執念。所有女性都必須重視這種色調，因為它可以防止肚子脹氣。想要皮膚明亮，頭腦更清晰？請佩戴綠碧玉！

* **紅碧玉**可以將隱藏在表面之下的情緒帶到最上層以進行療癒。這顆石頭與海底輪緊密相連，海底輪是性能量和昆達里尼（靈量）的來源。如果你想探索密宗的神聖性修行，雙方都可以佩戴紅碧玉，即激情之石。紅碧玉可以成為重生和尋求正義的工具。

碧玉是一種滋養之石，可以透過脈輪同步實現自我完整。我需要將碧玉放在書桌上，因為它是一個很好的組織水晶，可以幫助我查看所有專案直到完成。這是一塊平衡男性和女性能量的石頭。碧玉會讓你踏

實，色譜上各種美麗的深淺色調可以幫助你照顧自己的身體和靈魂。

煤玉 Jet

煤玉是一種石頭，但它是一種有機石化木，在世界
各地的發現可追溯到石器時代的沉積物。它與普通
煤不同，是一種堅韌的褐煤，經過拋光後會出現閃亮光澤。煤玉是黑
色的，非常堅硬。它自史前時代就與我們在一起，並被發現在古埃及
人居住的洞穴中當作工具和珠寶。

美洲原住民也佩戴煤玉護身符。煤玉是一種能量吸收器，使用歷史已
經有好幾個世紀，應用於許多不同的療癒方法，從精神錯亂到普通感
冒。然而，它的吸收能力使它能很完善地消除恐懼，雖然它顯然無法
治癒精神疾病，但它可以幫助穩定情緒，避免抑鬱症。煤玉用於協助
治療頭痛、水腫和癲癇。推薦任何有偏頭痛的人都隨身攜帶一個煤玉
護身符，以緩解發作時帶來的痛苦和恐懼。煤玉也是增強男性活力的
有效療癒方式，最好的作法是製成鑲嵌在銀中的珠寶。煤玉是一種有
效的夢之石，可以針對悲慘事件發出預警。儘管如此，煤玉也是正面
之石，能創造樂觀、改善的金錢能量。

技巧和竅門：希望之石

在這個動盪和混亂的時代，你可以利用石之力在最艱難的時期保持堅

定。天藍色的天河石是古老傳說中的希望之石，可以賦予你經受任何考驗和磨難的毅力。

夢幻水晶

早在水晶球第一次用於占卜之前，水晶就已經被用於預測未來很長一段時間了。某些水晶是非常強大的啟示石，將會透過夢境出現預示。在極少數情況下，寶石會透過閃亮的表面展示未來，強烈推薦將水晶用作召喚夢境的工具。昨晚我的頭睡在石榴石旁邊，帶來了一種充滿力量和啟發性的願景。出現石頭、寶石、水晶的夢所代表的意義深遠，如果你有幸在夢中看到光透過石頭照耀，你很快就會從困擾你的問題或事件中解脫。

這是一種古老的夢境，在現代很少發生，但卻是來自潛意識明確的訊息：如果你夢見龍或其他奇幻生物守護的洞穴中的珠寶，代表你的靈性面渴望得到滋養和支持。快帶自己去靜修！

以下是關於在夢中出現水晶的含義簡明指引：

* **瑪瑙**：提防朋友之間即將發生的裂痕。
* **紫水晶**：期待令人驚訝的好消息。
* **海水藍寶**：期待非常幸福的愛情生活。
* **血石髓**：當心愛情中的不幸。

* **鑽石**：如果你沒有任何鑽石，近期收益可能會低於預期。

* **玉**：逐漸富裕和財務安全。

* **煤玉**：迎來悲傷的消息而變堅強。

* **青金石**：有智慧以保持靈活變化。

* **縞瑪瑙**：因害怕失敗而抗拒拖延。

* **蛋白石**：給予或接受有價值的禮物。

* **石英**：為信賴的朋友或親人的背叛做好準備。

* **紅寶石**：點燃偉大的浪漫激情。

* **藍寶石**：如果你在夢中佩戴它，請注意突然的衝動。如果是另一個人戴著它，準備好獲得認可和地位。

鋰紫玉 Kunzite

 也許易碎的性質是漂亮的鋰紫玉沒有廣受歡迎的原因，這讓切割成為極大挑戰。這種鮮為人知的石頭是粉紅色的鋰輝石，是這個小家族中僅有的兩種寶石之一，另一個是翠綠鋰輝石。在北美、巴西、緬甸、阿富汗和馬達加斯加開採，具有條紋表面並且是半透明的。鋰紫玉有不同的顏色濃度，實際取決於是從什麼位置觀察它。其深粉紅色是由於含有礦物鋰，如果鋰聽起來很熟悉，那是因為它確實為人所知，鋰已被廣泛用於治療精神疾病。紫鋰輝石是一種提神、舒緩的石頭，有助於中和壓力、防止擔憂和恐懼。這顆粉紅色的石頭可以幫助你控制想法，並協助你擺脫負擔。紫鋰輝石是敞開心胸的石頭，為愛創造條件，並對血液和循環系統有益。鋰

紫玉可以幫助陷入負面磁場的人，也是另一種可以吸收有害無線電波的環境之石，還可以幫助你感受和表達你對另一半的愛，而不會帶有佔有慾或嫉妒。

拉長石 Labradorite

我超愛拉長石。正如先前所述，我喜歡閃閃發光的物體，但我對彩虹色有一種特殊的感覺。另外，拉長石是一種睡美人，在你仔細檢查之前，它看起來像泥土一樣暗淡，但你可以看到表面下的光芒。經過切割和拋光後，它迷人而華麗，帶有令人印象深刻的燈光秀，包括黃色、橙色、藍色和紫羅蘭色。有時一種顏色會佔據舞台，有時則會多種顏色同時絢爛奪目。事實上，光和顏色在表面上的特殊作用被稱為拉布拉多光，這種效應是由晶體內部產生的層狀共生引起的，此晶體是在溫度從極高到極低的轉變過程中形成。拉長石的英文名稱Labradorite以其首次發現的地方拉布拉多命名，這種最美麗的閃亮物體也可以在印度、芬蘭、俄羅斯、紐芬蘭和馬達加斯加找到。

正如你可能猜到的那樣，這種藍色長石是一種具有非常強大光能的靈魂石，能幫助星體旅行、接觸更高的思想和智慧，是神祕主義者的最愛。它只會為大腦和意識帶來積極的一面，並消除焦慮、壓力和消極思想等較低能量，它是一種光環淨化劑和平衡劑。拉長石曾經被稱為光譜石，也可以防止光環能量洩漏。這是一種可以在冥想期間維繫你

並得到靈光一閃的石頭，就像石頭內部的閃光一樣。

青金石 Lapis azuli

從我有記憶起，這就是我最喜歡的石頭之一。神祕的藍色和極其引人注目的表面與眾不同，既光滑又粗糙。一些青金石標本甚至點綴著愚人金、黃鐵礦，散發出不可抗拒的閃光，還有旋繞著一些白色方解石的條紋。

我透過青金石感受到與所有古老事物的聯繫，我將青金石與埃及人聯繫在一起，但它們現在最常見於俄羅斯和阿富汗。埃及人非常喜歡這塊漂亮的石頭，是最神奇、最受他們尊敬的護身符。青金石是解鎖你直覺的門戶，是無價之寶。

與任何其他水晶一樣，使用時必須謹慎小心，但對於青金石要加倍警惕！它是重要的精神寶石之一；青金石是一種幾乎可說無可匹敵的思想放大器，還可以增強精神力量，並且可以透過非常短暫地放在前額上第三隻眼的位置來打開第三隻眼。

在這個時代，幾乎所有人都忙於拓展與接觸各種領域，變得如此忙碌，以至於我們遠離了自己的核心。這有一個危險：我們可能會偏離軌道並停止我們的生活──變成是生活在驅使我們。我們可能會沉溺於工作、家庭和家庭義務中，以至於無法實現自己的命運。青金石是

一塊可以幫助你始終與自己本質保持聯繫的石頭，與你命運的道路保持聯繫。藍色永遠是和平、靈性和安寧的顏色，青金石能讓你在完全寧靜的心境下聆聽啟示。在當今無休止的分心世界中，我推薦你潛入青金石的藍色水池中恢復自己，這顆寶石將幫助你回歸平衡。青金石是如此強大的療癒石，甚至被用來驅散幻覺。

青金石是一種淨化石，對肺、血液、肝臟、腎臟、神經系統和免疫系統都有很大幫助；它也是一種很好的止痛藥，可以簡單地塗抹在需要緩解的部位作為協助。數個世紀以來，這種寶石一直被用於幫助治療偏頭痛。根據聖人留下的智慧描述，青金石必須佩戴在腰部以上，才能向上傳遞能量，戴在喉嚨附近可以獲得最佳效果。

提示和技巧：青金石記錄手冊

青金石的力量可以遠遠地折射出佩戴者的能量。我建議記錄下你在佩戴期間生活中發生的事情，這是一種青金石進程報告，它可能最終會成為一系列非凡的故事！

磁鐵礦 Magnetite

這種灰色或深棕色的石頭也被稱為磁石，我更喜歡這個富有詩意的名字。它含有大量的鐵，顧名思義，具有很強的磁性。古人稱它為磁石，儘管柏拉圖自己寫道它是「赫拉克石」

（heraclean stone）。所有以鐵為基礎的晶體都被認為對血液和循環系統非常有幫助，磁療在過去二十年中開始流行，如今變得非常普遍。甚至運動員和醫生也在嘗試磁療，由於累積了許多正面證言，各種關於這個新時代治療的爭議正在消退。

孔雀石 Malachite

今年聖誕節，我從父母那裡收到了一顆美麗的心型孔雀石——我非常珍惜它！孔雀石一直是與神聖的連結，尤其是神聖的靈感。孔雀石的英文Malachite以希臘文的錦葵mallow（綠色草本植物）命名，從銅礦石中形成，經常與金紅玉髓和藍銅礦一起出現。孔雀石是一種美麗的藍綠色，並具有無盡的帶狀圖案，沒有任何兩顆孔雀石是一模一樣的。孔雀石在古代與皇室、大祭司和女祭司有關，他們喜歡用這種特殊的石頭裝飾自己的身體、房屋和寺廟。他們會有以孔雀石製成的桌子、椅子和祭壇。在孔雀石餐桌上用餐時，你肯定會覺得自己是女王！另外，在南非、扎米亞、扎伊爾、俄羅斯和羅馬尼亞發現的一些大礦層也被製成小盒子、碗和方尖碑。

孔雀石可以幫助你連接到你在神聖計劃（Divine Plan）中的位置。孔雀石勾勒出古老的圖案和思想，有助於清除生活和心靈的桎梏，也能提供精神保護。這顆綠色的基石還能讓你與土地有更多接觸，讓你更接地氣——更穩定。與大多數的綠色寶石一樣，它與繁榮、富足和金錢有關。孔雀石將保護你的創造力，例如他人趁機竊取你的創作，這

塊石頭將有助於阻止這種損失。在使用孔雀石時需要格外小心，因為它會放大已經存在的任何能量。如果存有憤怒、痛苦和欺騙，孔雀石可能會無意中增加這些特質。基本上，孔雀石只對那些時常樂於助人和快樂的人有用。這對孩子們來說是最好的，真的。有種理論認為孔雀石仍在不斷發展，並正在成為未來的萬能鑰匙。

孔雀石有助於維持精神界限，許多療癒師強烈推薦用於此目的。孔雀石可以幫助任何飽受倦怠之苦的人恢復活力，那些從事通靈工作和療癒的人受此影響最嚴重，因此需要將孔雀石放在附近以恢復活力。孔雀石會打開心輪和喉輪，重新平衡臍輪，使精神體和乙太體重新排列。孔雀石最好作為右手的戒指，可用於抵禦精神錯亂，曾被無所匹敵的埃及人用為眼藥和化妝品。我不寒而慄地想到埃及的長生不老藥就有使用孔雀石，他們在莎草紙上留下了許多配方；它們很可能是有劇毒的，請避免使用任何孔雀石靈藥！

提示和技巧：孔雀石骨安撫器

一位療癒師推薦這種孔雀石骨療法：使用膠帶或軟繩和一小塊孔雀石製作一條帶子，將帶子用膠帶或繃帶綁在受傷或瘀傷的地方一夜，應該會在一天內起作用，因為神奇的銅綠色水晶可以大幅緩解炎症。我的腳踝有非常嚴重的扭傷並曾經嚴重骨折，我的孔雀石腳踝帶在下雨的日子彌足珍貴。

月光石 Moonstone

 這種由鈉長石切割而成的乳白色、藍白色寶石因其令人愉悅且有點神祕的光滑表面而受到全世界的喜愛。月光石顯然與月亮相連，既能撫慰心靈，又賞心悅目。寶石與敏感度、通靈能力、忠誠度、睡眠、夢想、情緒平衡和女性氣質有關。月光石與所有女性器官有關，也與清潔器官有關，尤其是皮膚。這種石頭具有輔助導正飲食失調的極罕見能力，尤其是暴飲暴食。它可以使胃平靜並調整振動，讓你在將來可以適度進食。月光石可以打開心輪，非常重要的是，它有助於克服對自我的任何憤怒或強烈情緒。數千年來，異教徒將其視為女神水晶，是滋養、智慧和直覺的源泉。月光石是一種對孕婦具有強大保護和愛的護身符。在印度月光石是神聖且非常幸運的，但它在次大陸更受重視，因為它有助於增強你的靈性。將月光石佩戴在銀鑲戒指中能發揮最大作用。

摩根石 Morganite

 摩根石的命名是以該時代最富有的美國男人之一——J·P·摩根之名而來，這是一種粉紅色的綠柱石，產於巴西、俄羅斯和北美。它非常值得一提，因為這是一種具有強大愛能量的水晶。摩根石對神經也非常幫助，是一種鎮靜水晶。但是，這顆寶石可以給你的最大禮物是：將愛帶入生活並將其保留在此處。

提示和技巧：精鍊你的認知

如果你被我剛才所說的神祕的水綠色孔雀石所擁有的各種美妙特質吸引，但又害怕放大負面的特質，該會怎麼做？請選擇這種相當常見的孔雀石和藍銅礦的自然融合體，即俗稱的天藍孔雀石（藍孔雀石／藍銅孔雀石），它是一種同樣美麗的藍綠色、也是真正的輔助水晶。藍銅礦具有令人難以置信的能力，可以幫助所有人整合未被承認的信念，而孔雀石是一種創造力水晶，因此當這兩種石頭同時出現時，其組合力量能使我們找出最難以面對的真相。

孔雀石本身非常強大，可以引起更敏感的靈魂心悸，但融合的石頭非常溫和平靜。透過天藍孔雀石，就能實現阿道斯·赫胥黎所闡述的淨化感知之門！

提示和技巧：關係拯救

如果你和你的伴侶最近相處得不好，請嘗試這種補救浪漫的方法：月光石。月光石也可以讓因憤怒而分開的親人團聚。這顆美麗、閃閃發光的石頭能為愛情帶來好運，務必要擁有月光石！

白雲母 Muscovite

白雲母開採於莫斯科、瑞士、奧地利和捷克，最先在

俄羅斯發現，因此英文名為Muscovite（以莫斯科市命名），是相當普遍的寶石。它經常以雲母片的形式出現，會是透明或半透明的，也可能呈現珍珠白、灰色、淡粉色、黃色、玫瑰紅或紫羅蘭色。曾有段時間，大家會在廚房的窗戶上使用白雲母片。它通常是一塊普通的岩石，但也能被當作寶石；特別值得注意的是罕見的五角星外型巴西孿生品種，被稱為星白雲母；還有一種叫做鉻雲母的翡翠綠色標本。

白雲母是解決問題的水晶。它還具有一種罕見而美妙的特質：有助於星體旅行和星體投射。這是一塊有遠見的石頭，可以讓你與天使領域接觸，這樣就可以呼喚守護天使來幫助你。白雲母幫助我們深入了解內在，了解我們為何錯過重要訊息、如何無意識地散佈的某些行為和預測。雖然這可能是一項艱鉅的工作，但這種自我反省對於真正的靈魂成長是必不可少的。白雲母還會給予內心勇氣，讓我們根據這些有關自我的新訊息做出改變。

黑曜石 Obsidian

世界各地都有發現這種黑色火山玻璃。黑曜石是史前人類的重要工具，他們將其用於製作刀具、鏡子、碗和珠寶。黑曜石通常被認為是一種純淨的、玻璃狀的黑色，但它也可能有乳白色的條紋或斑點。彩虹黑曜石特別漂亮，是一種愛的靈性水晶，有孔雀色漸變。深紅色桃花心木黑曜石是一份真正的禮物，因為它讓你與生活目標保持連結。美洲原住民非常看重黑曜石的鷹眼能

力，他們認為這對眼睛和內觀自省都有好處。薩滿仍然非常看重黑曜石，它能給予預言無上的幫助。

黑曜石是保護者，可以吸收和遠離消極情緒；它也是一顆能量傳導非常直接的石頭，可以很即時地提供幫助。極度敏感的人應該在他們的家和辦公室周圍放置黑曜石。這是一塊放手的石頭，它能協助擺脫舊的模式、舊的思想、揮之不去的舊情之火，或者任何你需要結束的東西，為你提供了邁向未來生活的準備——旅行、探索和成長。但請不要一直佩戴或攜帶黑曜石，因為你會損耗自己和石頭本身！

提示和技巧：神奇的白鐵礦占卜戒指

你知道漂亮的白鐵礦其實是赤鐵礦嗎？謝天謝地，它最近在時尚界捲土重來，並且通常以廉價珠寶形式出售。這種強大的預言石可用於快速占卜，看看你的白鐵礦戒指，然後閉上眼睛，觀察在你腦海中閃過的東西。

提示和技巧：蛋白石的火之力

蛋白石最適合作為小指戒指佩戴。它也是風行的訂婚戒指選擇，因為這是忠誠的象徵，能有效地帶來穩定和長壽的人際關係。火蛋白石能幫助你積極行動並為商業帶來繁榮。將你的蛋白石握在右手中，願望就會實現！

縞瑪瑙 Onyx

縞瑪瑙含有龐大的大地能量。這種石頭有多種顏色——
從白色到黑色，還有各種在其間的色調，包括粉紅色、
紅色、黃色和棕色。它是如此普遍，以至於常被用作建築材料。我認
為住在由縞瑪瑙構成的建築物中會很有趣，因為這塊石頭承載著記憶
和祕密！縞瑪瑙保留了周圍發生事件的物理記錄；因此，它是一塊故
事之石。縞瑪瑙非常穩定，會與需要它的人分享這種力量，特別適合
運動員和從事體力勞動的人。療癒師建議僅將縞瑪瑙佩戴在身體左側
或鏈條上，使它懸掛在心臟或臍輪區域的身體中心，縞瑪瑙最擅於緩
解壓力和平靜心靈。

這是一塊慷慨的石頭，可以帶來善意和自信。如果有一個讓你緊張的
場合，或者手頭上有一件非常棘手和困難的任務，就應該配戴縞瑪瑙
戒指、手鍊或吊墜，事情會變得更好，你也會對一切感到更加樂觀。
縞瑪瑙對骨骼、牙齒狀況有幫助。以項鍊形式佩戴縞瑪瑙時要小心，
因為這可能會讓你在浪漫事件中抑制激情！

蛋白石 Opal

這顆寶石可以點燃你靈性的內在之火。作為契羅基人
的七種聖石之一，蛋白石因其火熱和閃爍的不透明性
受到許多人的喜愛。乳白色石頭的深處似乎有千變萬化的彩虹色，這

是因為其中含有高比例的水。這種寶石具有所有寶石中極佳的光譜呈現，乳白色是果凍狀水團中多層沉澱二氧化矽球的結果。

總共有三種不同種類的蛋白石：火蛋白石，閃爍著火光，呈紅黃色；普通蛋白石，很不幸也被稱為「劣質蛋白石」（potch）；黑蛋白石是蛋白石中最稀有、最令人嚮往的，最高等級來自澳大利亞的萊特寧嶺。

雖然蛋白石是半寶石，但它的英文名字Opal來自拉丁文「opalus」，意思是「寶石」。它們屬於更敏感的寶石之一，需要溫柔、愛心和關懷，並且會因暴露在高溫和化學品中受到不可逆的損壞。此外，如果破裂或損壞，它們可能會失去大量的水分。在將蛋白石用於能量和療癒工作時，需要以雙倍謹慎地使用蛋白石，因為它們很容易擴散個人能量。

如果你想引起某個人的特別關注，或者必須發表演講或簡報，蛋白石會幫助你。蛋白石是一種內含男性和女性能量的稀有寶石；它包含了太陽和月亮的能量，火熱的閃爍可以產生直覺和靈感閃光；蛋白石能促進美好的夢想和積極的改變，將被淹沒的感覺和受困的情緒帶到表面，幫助緊張的人安心定神並放鬆下來。

珍珠 Pearl

 珍珠長期以來一直被視為完美和純潔的象徵，閃爍著美麗的光芒，也代表著財富和優雅。對我來說，珍珠象徵著自我控制。這是另一種由有機來源形成的寶石，它開始是一種少量分泌物，覆蓋在淡水或海洋軟體動物殼內的刺激物（如沙粒）上。珍珠非常受歡迎，有光澤的白色，但也可以是彩虹般的色調，包括粉紅色、紫羅蘭色、黑色、灰色、棕褐色和金色，還有許多其他微妙的組合。

縱觀人類歷史，珍珠一直令人著迷並被當作受歡迎的裝飾品。人們如此渴望它們，以至於開始將沙子放入牡蠣中以強制它們生產珍珠，從而產生了我們今日在市場上看到的養殖珍珠。我個人更喜歡形狀奇特的淡水珍珠。可悲的是，由於世界海洋溫度過高和工業污染，天然珍珠已經幾乎不復存在。

珍珠與月亮、女性氣質、生育能力有關連，是孕婦的神聖象徵。特別是在亞洲，珍珠的偉大傳統是代表謙虛和健康。珍珠真的很療癒，這就是它們一開始存在的原因——為了撫慰受刺激的貝類。它們是任何與壓力有關的疾病的絕佳助手，對胃痛、潰瘍、高血壓、頭痛和疲勞都有幫助。

珍珠能放大能量，特別適合與祖母綠和鑽石搭配。它們對環境很敏

感，會從佩戴它們的人那裡獲得振動。更重要的是，他們會記住這種感覺（無論是積極的或消極的），把它藏在心裡，然後散發出來。如果你覺得悲傷或心情不好，請拿下珍珠，以免不知不覺讓消極情緒籠罩在你的周圍。出於同樣的原因，請永遠不要出借你的珍珠飾品。

貴橄欖石 Peridot

漂亮的淡綠色貴橄欖石是橄欖石的一種。貴橄欖石作為寶石開採已有四千多年的歷史，直到最近，最優質的寶石都來自埃及。現在，亞利桑那州擁有漂亮的貴橄欖石標本，而巴基斯坦此時可能擁有世界上最優質的貴橄欖石。貴橄欖石有幾乎無與倫比的淨度，被認為是一種富有遠見的寶石。它能幫助我們連接到我們更高的生活目標，並實現更深層次的靈魂連接。貴橄欖石也是真正的信心推手，能穿透層層陰霾並有助於快速獲得結果。如果你生性害羞且行動遲緩，貴橄欖石可能會使事情發生得有點太快，讓你產生不適的感覺，你應該在非常清楚自己真正想要什麼的情況下使用它。如果你對自己的目標感到困惑，這就不是適合你的石頭！

貴橄欖石有助於釋放毒素，並將問題帶到表面以利清除。這顆寶石對於釋放怒火有絕無僅有的功效。純淨的貴橄欖石也將幫助你看清所在的領域。貴橄欖石對皮膚有益，是一種胃部安撫劑。

提示和技巧：涵蓋一切基礎的水晶

如果你的預算非常吃緊，請購買一件幾乎可以在生活的各個方面為你提供幫助的珠寶——健康、財富、愛情、家庭、事業、旅行、友誼和創造力。請去最近的玉市買一只有多種顏色的玉鐲，那裡的價格很不錯。透過一站式購物，讓生活更美好吧！

軟錳礦 Pyrolusite

這顆石頭有一個引人入勝且富有戲劇性的英文名字Pyrolusite，來自希臘文pyr（火）和lousis（洗滌），古人一定認為軟錳礦看起來像是經過火浴。軟錳礦是薄的扇形黑白錳氧化物，通常發現於沼澤底部或海底；它也可以在岩石之間的裂縫中生長，在這種情況下會形成漂亮的蕨類植物狀枝晶殼。

軟錳礦具有驚人的轉化作用，有助於擺脫埋藏的情緒和任何可能干擾靈魂成長的事物。軟錳礦能找到問題的根源並將其驅逐。這塊岩石能保護乙太體和光環，免受負能量和壞能量的侵害。軟錳礦對新陳代謝也有幫助，益於治療支氣管炎。軟錳礦是一種穩定的石頭，非常適合人際關係並刺激生活的感性面，也是薩滿們青睞的石頭。

石英 Quartz

我可以用滿滿石英的介紹內容塞滿這整本書！石英實際上是一個完整的石頭家族，主要由二氧化矽組成，使其成為地球的鹽。可以找到以各種想像得到、各種形狀和色調形成的石英晶體，甚至經常有其他礦物質包裹在其中。石英是一種被科學界接受的晶體，用於許多技術和產品製造，從電腦到時鐘再到電動工具。石英水晶（或稱為白色石英）很常見，是一種真正了不起的療癒石。光線可以輕易穿過這種石頭，使其成為平衡器和淨化器。

石英水晶具有驚人的能力，可以隨著光譜的所有顏色和頻率振動，因此可以療癒所有七個脈輪。石英也會透過放大任何現存能量來促進個人成長，任何需要解決的問題都會出現以待修復，還能協助清除導致健康問題的堵塞物。

石英非常適合冥想，可以指導你尋求更大的啟發。這顆石頭將幫助你調整自己的能量振動並幫助排除任何干擾，讓你可以達到更深層次的意識。

以下石英家族的成員，其中有許多已在各自的章節進行解釋：瑪瑙、紫水晶、東菱玉、碧玄岩、血石髓、藍石英、紅玉髓、貓眼石、玉髓、綠玉髓、黃水晶、樹狀瑪瑙，燧石、木化石、鷹眼石、碧玉、苔紋瑪瑙、縞瑪瑙、蛋白石、粉晶、髮晶、砂岩、煙水晶、虎眼石。

藍石英 Blue Quartz

在西伯利亞、北美和巴西偶爾會發現一種罕見的石頭——藍石英，也稱為藍線石，顏色範圍從灰藍色到淡藍色到淡紫色。它只能在非常古老的岩層中發現，因為它獲得顏色的過程非常緩慢，需要數千年才能完成。

藍石英最適合放在上半身，能促進血液循環和身體的免疫系統。藍色是靈魂的顏色，因此藍石英是一種很好的靈性工作冥想水晶，它是希望、平靜和靈魂的石頭，同時也是一種心靈之石，可以幫助自律、組織能力和學習。這種水晶對喉輪有益，能助於溝通，幫助你說出真相——並且說得好。

西伯利亞藍水晶 Siberian Blue Quartz

我最近著迷的一種藍石英叫做生命之花，它來自寒冷的西伯利亞。這是一種特殊的切割方式，可以增強水晶中固有的有益能量，並使能量以螺旋狀通過水晶本身，在切刻面上迴響並放大。遵循神聖幾何學原理，每一面都被切割成六瓣花，創造出令人驚嘆的十二角星。此外，這種藍石英帶有藍色光芒，會觸及喉嚨和第三隻眼，能喚醒強大的直覺和溝通幻象的能力。

粉晶 Rose Quartz

沒有其他礦物擁有像粉晶那樣的粉紅色或玫瑰色，這是來自鈦和鐵。幸運的是，粉晶產量龐大，已被用於許多神聖的雕像、方尖碑和球體。雖然這些水晶大多來自印度、馬達加斯加、德國和北美，但最好的來自富含礦藏的巴西。

真正卓越的粉晶帶有金紅石針，可以產生華麗的星光效果。我的目標是獲得一顆這種粉晶，也許可以用來慶祝和紀念這本寶石書的出版！粉晶是一種情感石，對心靈問題特別有益。它溫和、舒緩地釋放傷害和負面情緒。我強烈建議將粉晶放在家裡和工作環境中，每次看到這顆愛的代表物時，就會立即獲得愉悅感。

粉晶能產生「自愛」，我們必須擁有「自愛」才能真正地愛他人，粉晶冥想能幫助你自我寬恕和自我接納。我有一個很大的粉晶，只要搭配床底中央的一盞燈，溫暖的粉紅色光芒就能立即使房間成為一個舒適的繭，燈泡的熱能也會使石頭向我的臥室釋放令人愉快的負離子。粉晶是溫柔、養育、同情、同理和信仰的水晶。

這種石頭對心臟、循環系統以及生殖、淨化器官都有療癒作用。傳統上，粉晶被認為可以促進生育。它對敏感的靈魂尤其有益——適合藝術家、音樂家、作家、詩人以及任何具有溫柔和接受能力的人。

髮晶 Rutilated Quartz

金紅石是礦物中的針狀包裹體。美洲原住民認為蜘蛛是世界編織者，並將石英中的金紅石視為蜘蛛網，這是將我們的夢想編織成現實的工具。因此，髮晶是實現的水晶，將思想和夢想帶入我們生活的世界。我喜歡髮晶而且一直都擁有它；我最喜歡的單品之一是一條皮革項鍊，上面有一個鑲髮晶的銀綴飾，我可以每天根據需要調整這條項鍊的長度。

髮晶不僅美麗而神祕；它們還可以增強療癒效果。它幾乎可以在任何種類的石英中出現，會增強該石頭特有的療癒特性。髮晶是療癒師中的療癒師，幫助他們發現疾病的真正原因。許多療癒師發現，髮晶具有身體組織再生的能力，並有助於讓營養補充劑和草藥發揮得更好。這種水晶對呼吸系統非常有價值，也是免疫系統的助推器，據說還可以減緩衰老過程。

煙晶 Smoky Quartz

煙晶和許多其他棕色石頭一樣，是一種接地水晶，影響身體最靠近地球的部位──下軀幹和海底輪。作為療癒石，煙晶對腎臟、腹部、胰腺和性器官有幫助。它可以幫助一個陷入性滿足和濫交頹廢循環中的人擺脫無意義的循環，走向真愛。

我喜歡煙晶能促進建立並實踐商業目標以及更高的個人抱負，它是我所知道少數能夠產生耐心和堅韌態度的水晶之一。這顆黑色的石頭也有助於洞察力和毅力——緩慢但確保你可以到達山頂！煙晶具有鎮靜作用，是一種極好的抗抑鬱石，它也能幫助佔有慾和成癮問題，協助在相互依賴中掙扎的人們。煙晶還可以幫助人們克服恐懼、憤怒和嫉妒等負面情緒，這種調性可以幫助你分辨出生活中什麼才是重要的、什麼不是；它將引導你克服阻礙、剷除讓你無法優先考慮自己需求的情緒障礙。煙晶將穿過你的低等心思，幫助你的靈魂朝向更高感知，到達充滿創造力和靈感的新階段。另外，煙晶靈藥對輻射疾病非常有幫助。

這種石頭與石英家族中的這些親戚結合得非常好：粉晶、黃水晶和紫水晶。如果你使用這種三位一體的水晶，可以平衡女性和男性的能量——陰和陽。我發現隕石對我來說相當不接地氣，但煙晶可以改善這種影響，並使我的雙腳重新腳踏實地。

菱錳礦 Rhodochrosite

這棵石頭英文名稱Rhodochrosite的意思是「玫瑰色」，顏色令人印象深刻。這顆石頭似乎是從內部自己發光。它是當代較新的水晶之一，來自俄羅斯和北美。菱錳礦有粉紅色條紋，有時呈現橙色條紋，極具吸引力。

菱錳礦是一種愛之石，可以讓那些認為自己從未真正感受到或經歷過真愛的人找到真愛。我聽說並讀到了一些人在九一一之後從菱錳礦得到許多幫助。它有開啟心輪的作用，帶來慈悲並擴展意識。與菱錳礦相關的一個迷人傳說是，如果用於冥想，它可以將你與靈魂伴侶連結。這也是一種有助於寬恕的療癒力量水晶，還能幫助克服非理性，防止精神崩潰。我想我最喜歡的菱錳礦特點是它能協助克服記憶力不佳的問題。所以，這種玫瑰色美女能消除健忘、幫助寬恕——多麼美妙的組合。療癒師也會使用這種石頭協助治療呼吸系統疾病，它有一種非常有益身體的溫暖能量。

這種引人注目的石頭對於克服恐懼和偏執（精神不安）也非常有效，能助長更積極的世界觀。這種水晶最簡單和最好的面向之一就是它能幫助你睡得更安穩，將憂慮和悲傷從腦海中趕走，這樣你就可以療癒身體和靈魂，你的夢也會是正面的。這是一顆不凡的石頭，能用於自我肯定、自我接受和自我寬恕，並將精神和物質層面結合。這種水晶很重要，它可以讓心深深地感受到傷害和痛苦，而這種情緒處理會促進成長。

薔薇輝石 Rhodonite

音樂家、歌手和音響技術人員都喜歡這種心輪水晶，因為它具有無與倫比的聽力輔佐能力。薔薇輝石有時會與玫瑰色的粉紅色水晶菱錳礦相混淆，但兩者的區別在於薔薇輝石有白

色條紋或黑色斑紋。與許多其他粉紅色寶石一樣，它是愛之石和滋養之石，並且相當特殊：非常適合處理與失去親人相關的痛苦和磨難。這顆石頭可以讓人穩定情緒、秉持本心，還有助於揭示問題的雙面，以便在清晰思考和真正公平之下進行決策。薔薇輝石能使你整個人的身體、情緒和精神方面保持一致，並為它們帶來平衡。如果你感到空虛和精神渙散，這種水晶會舒緩和振奮精神。薔薇輝石可以幫助你發揮最大潛力，這是一種信心水晶。最高級寶石形態的薔薇輝石能喚醒直覺。

薔薇輝石產於印度、日本、西班牙、北美、巴西和俄羅斯，這種石頭也有較深的顏色，從紅色到棕色。作為療癒石，薔薇輝石能緩和伴隨嚴重損失的情緒波動，還能解決耳朵、聽力相關的問題，據說也對骨骼生長非常有益。薔薇輝石有助於建立健康的情感基礎，塑造更堅強的個性和心靈。

薔薇輝石是俄羅斯最受歡迎的雕刻石；它曾被用於沙皇和皇帝的石棺，目前仍是俄羅斯兒童間交換復活節彩蛋雕刻時大受歡迎的選擇。我認為薔薇輝石的最佳和最高等用途是療癒過往的情感創傷和疤痕，並從經驗中成長。如果你感到輕微焦慮，這是一款非常適合放在口袋裡作為試金石的水晶。

紅寶石 Ruby

這顆寶石受太陽的能量支配,被認為是貴族之石。紅寶石是所有寶石中最珍貴的寶石之一,其價值至少與鑽石一樣——如果沒有瑕疵,價值甚至會比鑽石更高。紅色美人在中國和印度尤其受人尊敬,它在那裡被視為健康和幸福的預兆。很久以前,這兩個國家都認為石頭褪色是預警即將發生的問題。與大部分光譜中其他粉紅和紅色調的寶石一樣,紅寶石是一種心之石,與心輪強烈呼應。紅寶石能療癒內心,透過愛的表現承載著代表情感健康的紅色光芒,這種神聖的能量追尋對最高等愛的振動。紅寶石為你的生活帶來歡樂,並讓你可以追隨自己的幸福。

紅寶石在印度、斯里蘭卡和北美最常見,這種寶石有多種顏色,從非常鮮豔的紅色到深紫紅色,最有價值的外表是精緻的玫瑰色。你應在選擇任何紅寶石之前謹慎行事,因為這顆寶石是另一種能量放大器。紅寶石會放大任何能量,無論是積極的還是消極的,而且它的能量極其強烈。紅寶石的紅色可以迅速引起浪漫激情、性慾以及憤怒之火。你必須在佩戴紅寶石時牢記這一點,並時時注意自己的感受。

對從事能量工作和療癒的人來說,這顆寶石可以填補和修復氣場中的漏洞。紅寶石會影響海底輪,因此與我們身為人類最原始的驅動力有關——性和生存。紅寶石是忠誠、自信和勇氣的石頭,它會保護你。如果你感到筋疲力盡,這位神奇的工作人員將補充你耗盡的氣,並讓

你恢復到最高水準活力、力量和耐力。據說紅寶石還可以消除生殖系統阻塞，促進健康的能量流動，它甚至對低血糖也有幫助。

我喜歡這顆寶石，因為它有助於克服和消除消極的思維模式和習慣。紅寶石擁有愛自己和他人的奇異力量，如果鑲嵌在白金或黃金中，紅寶石的愛情再生力量將大大增強。

如何以印度風格辨別真的紅寶石

如果你將真正的紅寶石放入玻璃罐中，玻璃罐中會發出紅光；如果將珍珠和真正的紅寶石放在銀盤上，銀會呈現黑色，珍珠會呈現紅色光澤，而紅寶石會發出燦爛的火光。如果你將一顆真正的紅寶石放在荷花花苞上，荷花幾乎會立即綻放。

好的紅寶石光滑、有光澤、極其堅硬、明亮且透明。較小的紅寶石有泡泡或髒汙，這會降低寶石的有效性；黯淡會導致男性親屬出現問題，尤其是兄弟；易碎則預警著閃電；破碎則帶來厄運；易脆會導致難以生育男孩。

藍寶石 Sapphire

藍寶石的英文名字Sapphire有很多由來，其中包括希臘文sapphiros，意思是「土星的摯愛」，它確實是宇

宙中最受歡迎的寶石之一。身為最美好的寶石，藍寶石通常被認為是藍色，但也有灰色、黑色、橙色、粉紅色和白色。藍寶石產於澳大利亞、印度和北美洲，並在全世界受到敬重。我相信藍色藍寶石的療癒能力真的是一份送給人類的大禮物，一切自此為開端。深藍色的藍寶石猶如墨藍色的夜空，是創意水晶，它還能為人與人之間灌輸深厚的忠誠度和密切、持久的連結。

藍色藍寶石承載著和諧的藍色光芒，能滋養心靈，賦予視野，使思緒井然有序；還增加了心理靈活性，幫助個人實現對自我思緒、身體和精神的掌握。藍寶石是人類思想（這個有著無數的層次和無窮無盡新思想的複雜事物）最直接的一道光。在靈魂層面上，藍寶石是關於思緒清理和專注力。洞察力是靈魂成長的關鍵：決定要處理什麼、過濾掉什麼、放下什麼。

藍寶石最好以項鍊的形式佩戴，讓它更貼近你的頭部。療癒師的集體智慧告訴我們短鍊更好，因為它與喉輪連接更快，效果更直接、更強大。喉輪也對應藍色光芒，很多實踐者都提過在接觸藍寶石後視覺和聽覺都變得敏銳的案例。

你不應過於頻繁地佩戴藍寶石，尤其是大型寶石，因為它們會開始消耗能量。有時身體會抵抗太多、太快的變化。藍寶石的療癒光芒會讓精神乘載太多不必要的負重而頹倒，這可能會導致空虛。請注意這個徵兆，因為這代表你至少需要停戴藍寶石一週。對於藍色藍寶石，顏

色和淨度會顯著影響其療癒能力。你會希望你的珠寶商或寶石經銷商允許你在顯微鏡下觀察藍色中是否有任何黑色調，如果有任何發現，請不要買這塊石頭：它完全不會有療癒效果。請尋找純粹的藍，一種既不太是靛藍也不太紫、也不蒼白的濃郁色調。

寶石學家術語「白熾度」的意思是石頭原有的發光程度。並非所有寶石都有白熾度，但藍寶石擁有近乎最高等級，讓這種寶石能夠為我們注入療癒藍光。我最喜歡藍色藍寶石的其中一個原因是：它是與你的靈魂直接連結的媒介。

* **深藍色藍寶石**帶來寧靜和內心平靜，是進行深度冥想最好的工具。這顆寶石還有助於避免負面能量，還能幫助你擺脫它。這顆特殊的藍寶石能讓你免於對今生的靈魂使命感到困惑；它可以幫助你了解自己的真實價值觀，以及最深層次的自己。
* **淺藍色藍寶石**是靈感之石，帶來新的想法和思維模式。這種深受祝福的水晶還能在日常生活中營造一種興奮和充實的感覺，重新點燃你對生活的渴望！
* **綠色藍寶石**是幸運寶石，它對你的雙眼和視力有益。綠色藍寶石將幫助你更生動地記住你的夢境，請以能接觸皮膚的戒指形式配戴這款開啟心輪的寶石，它將為你的生活帶來忠誠的愛和友誼。此外，這顆寶石可以為你的生活鋪平道路，清除路上的障礙。
* **淡紫色藍寶石**是藝術和創新人士的寶石，它可以消除任何創意障礙，讓思想和動力自由流動。

* **橙色藍寶石**是真理之石，只應允最深刻的、最接地的現實。如果你正困於幻想或否認現實，這顆寶石會直截了當地幫助你看待事物的原貌。橙色藍寶石適合研究人員、學者、教師、調查記者和作家。

* **粉紅藍寶石**是臣服之石，意味著更高的愛，並注入更高的善。粉紅色藍寶石將幫助你處理控制問題，並讓你與他人合作得更好。這塊石頭會提醒你不必一切只靠自己。

* **紫色藍寶石**是靈魂之石，是覺醒寶石，能提升昆達里尼能量。這是沉思和冥想的絕佳工具，紫色藍寶石也能點亮頂輪。

* **白色藍寶石**是一種絕佳的自我保護石，這對任何有相互依賴或自我犧牲問題的人都有幫助。如果你總是把自己放在最末位，那就去取得一塊白藍寶石（讓你把自己放在第一位），對自己好一點。在生理上、心理上和精神上照顧好自己就能創造一個更美好的世界，因為那裡有更好的你！

* **黑色藍寶石**具有吸收性，可從佩戴者身上移除傷害，這是所有藍寶石家族中最具保護力的。黑色藍寶石還能讓你充滿自信，這是源於身體內在的智慧。佩戴這塊石頭會讓你更加確定自己的預感和直覺。這是一塊穩定的石頭，非常適合在求職面試中佩戴——你將得到這份工作並保住它！

* **黃色藍寶石**與印度教的富足與繁榮之神象神有關，是獲得知識、內在認識和信任的奇妙寶石。這顆明亮的寶石也非常適合記憶和保留你所學到的內容。如果你佩戴它是為了療癒和它所提供的智力刺激，那麼石頭本身應該要碰到你的手指。

紅絲瑪瑙 Sardonyx

紅絲瑪瑙有句諺語：配戴它的人「愚昧必除」。它也被認為是對療癒腫瘤並對骨骼有益的療方。埃德加・凱西將其視為加強自我控制的一種手段，它讓說話者更有說服力。如果你正在與抑鬱症鬥爭，紅絲瑪瑙也是一種可以利用的水晶。

紅絲瑪瑙非常引人注目，是玉髓的一種分層形式，外觀通常為白色或黑色縞瑪瑙的交替條紋，與紅棕色玉髓或紅肉玉髓結合。這是一種非常受歡迎的石頭，常用於雕刻珠子、浮雕和凹雕。歷史上女性佩戴紅絲瑪瑙是為了吸引忠實的情人，羅馬士兵更喜歡刻有戰神馬爾斯或偉大英雄赫拉克勒斯（Hercules）的紅絲瑪瑙，以示英勇。

這塊石頭的英文名字Sardonyx是來自希臘語sard，意思是小亞細亞國家麗迪婭（Lydia）的首都薩迪斯（Sardis）。在聖經中，紅絲瑪瑙被指定為耶路撒冷的第五塊基石，並與使徒保羅有關。除了在小亞細亞之外，它現在也開採自巴西、印度和俄羅斯。在古代，紅絲瑪瑙因勇敢的戰鬥精神和對戰鬥的渴望而受到重視，非常適合探險家和那些致力於發現新領域的人，這是水晶業高層應該佩戴的水晶。除了變得更聰明和消除腫瘤外，你還能利用這種容易取得的水晶驅走惡靈，並阻止黑暗巫師進入。這是一個奇怪的傳說：任何擁有紅絲瑪瑙但鮮少配戴佩戴它的女性都會感到孤獨。另外，它能帶來夫妻幸福和好運。

透石膏 Selenite

這是一塊天使之石，它可以幫助你與你的守護天使對頻，並發現你在地球上的真正原因——你存在的神聖目的。以月亮命名，這塊白色發光的幸運石是石膏，必須小心處理，因為它部分溶於水。埃及人喜歡拿這種白色的石頭作為護身符，這是一個很好的平靜劑，非常適合用於集中精神。作為脈輪療癒，透石膏有助於從你的思想和乙太體中清除你或他人不健康和負面思想。這塊石頭也可以放在第三隻眼上，以獲取有關你前世的儲存訊息。透石膏有白色漩渦，可以大力促成創意可視化。此水晶也有利於放手並幫助你寬恕。透石膏也可用於幫助治療神經、生殖器官和脊椎，提供靈活性。它是一顆保存記錄的石頭，承載著它在地球上見證了幾世紀的訊息。它可以是一顆最吉利的凝視（占卜）水晶球。有一種罕見的透石膏是來自澳大利亞的金透石膏，有利於接地。

蛇紋石 Serpentine

蛇紋石被凱爾特人稱為康尼馬拉（Connemara），是最受歡迎的寶石之一，通常是綠色或棕黃色的石頭。它發現於北美和歐洲，有一個義大利傳說指出綠色蛇紋石可以防止蛇咬傷，還有一種迷信是必須讓蛇紋石保持在自然狀態，不可以讓工具（尤其是鐵）接觸石頭。身為一個特殊的療癒石，它是一種解毒劑。蛇紋石能幫助人們更好地控制生活、更團結。這也是一種通靈石，可

以幫助你與靈魂取得連結。蛇紋石是另一種記憶石，幫助你進入過去的輪迴，為你帶來今生所需的智慧。

舒俱徠石 Sugilite

舒俱徠石與許多其他紫色水晶一樣，既是靈魂之石、也是精神之石。事實上，它能幫助你了解你的思想對身體的影響。舒俱徠石可以幫助治療學習障礙並消除阻礙新思維模式的障礙。這塊石頭對老師和學生都有好處，不僅可以開闢大腦中的路徑，還可以營造一種充滿關愛理解的氛圍，在處理自閉症時非常有效。這顆南非寶石也稱為琉璃苣，有一系列華麗的深紫色帶，象徵著靈魂愛的最高境界。舒俱徠石是另一種寬恕和放手的石頭，力量強大，可以協助通靈。將舒俱徠石放在第三隻眼的地方可以緩解悲傷和沮喪。舒俱徠石會非常積極地保護你的靈魂免受這個世界的挫折和幻滅。

作為治療寶石，舒俱徠石可以驅散頭痛，輕輕地將疼痛從受折磨的地方引出，進而緩解炎症、毒性和與壓力相關的疾病。舒俱徠石已被用於緩解癌症患者的不適感，當一塊石頭能同時幫助解決生理和情緒問題時，就真的是太棒了，舒俱徠石就是個好例子。這塊石頭吸收了你在不知不覺中拾起並耗盡你的憤怒與傷害能量。如果你有嫉妒問題，這是幫助你超越任何瑣事並在人際關係中展現最好一面的完美寶石。我很喜歡舒俱徠石會為那些總是覺得自己是局外人的人創造歸屬感。

托帕石 Topaz

托帕石是水晶導師，教我們如何去愛。這是真愛和成功的石頭，是信心和創造力的絕佳選擇。托帕石是一種光環淨化劑，有助於克服消極情緒，以喜悅、豐富和愛的感覺取而代之。從它的特性來看，托帕石甚至能充電，帶有正電荷和負電荷；如果你摩擦石頭，可以看到並感覺到電荷。托帕石自然呈金黃色，但也有藍色、紅藍色、棕色、綠色、淺粉色和透明色。它在世界許多地方都有發現，包括辛巴威、愛爾蘭、俄羅斯、緬甸、南非、巴西和加利福尼亞。托帕石經常被發現於地下礦藏下游的磨損水卵石。

托帕石會透過吸引力和顯化法則起作用。用托帕石對你真正想要和適合你的事物進行可視化冥想非常有效。鑲嵌在一只銀色魔杖中的托帕石是一種強力的財富工具，連接著生命、能量和愛的偉大源泉。你會發現托帕石讓你更加相信自己的直覺。非洲的布希曼人將托帕石作為儀式之用，將他們的同胞送到下一個世界並進行療癒。

用托帕石冥想時，請想像你正握有太陽的能量——溫暖、療癒且仁慈。如果你筋疲力盡、燃燒殆盡、並且處於最低潮，托帕石會產生補充光線，為你充電，讓你恢復到良好的能量水準。托帕石會在重新充電的同時放鬆；它會「覆蓋」你的神經系統，讓你感到舒適，並為任何事情做好準備。托帕石將幫助你看到此生的真正目標，甚至會照亮實現目標的道路。托帕石能產生慷慨，你會想要付出而不期望得到任

何回報。如果將黃色托帕石佩戴在無名指上，則會吸引貴人進入你的生活；如果將藍色托帕石作為項鍊佩戴，它可以刺激喉嚨脈輪並有助於提高說話能力。

碧璽／電氣石 Tourmaline

碧璽有純靜和積極的特性，它是一種強大的即時性水晶，可以快速重新定向身心的能量。碧璽能對抗恐懼並消除過去長期存在的傷口，讓你煥然一新、更加清晰。任何壓垮你的事物很快就會消失；你的情感包袱將被解開。碧璽被認為是最好的全能療癒水晶之一，是克服危機或創傷、以及伴隨而來的疼痛最有效的寶石。碧璽可以減輕和釋放悲傷，並用快樂取代；它也能接地氣，讓人們了解生命的意義。

這個英文名字顯然來自僧伽羅語turamali，這是斯里蘭卡「寶石」的舊稱。碧璽遍布世界各地，有多種顏色，每一種都具有獨特性。

* **藍色碧璽**，被稱為靛藍電氣石（藍碧璽），備受追捧。這塊石頭與上半身有關，可以幫助療癒大腦、肺系統和免疫系統。與其他藍色的水晶一樣，藍碧璽對靈魂成長非常有益。它是一種有遠見的石頭，可以開啟第三隻眼，為通靈者打通道路。這顆水晶使你能夠看到如何以更高的心思意識為人類服務。
* **綠色碧璽**，也就是內含所謂的鉻，據說是所有碧璽中最強大的，

許多療癒師認為它是所有水晶中最強大的！綠色碧璽可以療癒眼睛和心臟，並有助於減重。任何患有慢性疲勞的人都應該嘗試使用綠色碧璽。這顆石頭也促進了草藥學的研究。這個水晶是一個問題解決者，一個完整的平衡器，能觸及每個脈輪以及大腦、神經系統和免疫系統。綠色碧璽是一種創造力水晶，可以提供巨大的能量和動力，讓你可以為自己最優秀的作品和藝術奮鬥。綠色碧璽會將想法轉化為行動，督促後續行動並幫助你克服前進道路上的任何障礙。這是一顆信心水晶，給你更大的同情心、靈感、繁盛和對他人的寬容。

* **紫色碧璽**是獻身之石。這種水晶具有最高的精神願望，透過連接海底輪和心輪作用，大幅增強了給予無條件和富滿創造力的愛的能力。紫色碧璽是一種心的療癒石。

* **黑碧璽**會抵禦負能量，不會吸收，就像大多數的黑色水晶那樣。如果你感覺到不好的能量正以惡意方式特意針對你，黑碧璽將擊退這種精神攻擊。精神吸血鬼也是一個棘手問題，雖然他們可能沒有意識到這一點，但這種水晶會讓他們遠離並防止他們消耗你的能量。黑碧璽是守護石；請在壓力大時隨身攜帶。握在手中時，黑碧璽可在十分鐘內緩解過敏症狀。我會說這麼多就是想建議你將它隨身攜帶、放在家中、聖壇上和工作場所內，因為這將使你的個人空間變得安全。這種水晶可以幫助抵禦疾病並增強身體。如果遇到噩夢或失眠的問題，請去尋求黑碧璽。

* **粉紅色至紅色碧璽**被稱為紅碧璽（rubellite），非常舒緩。這種漂亮的水晶非常適合調整人際關係，因為它可以療癒傷害並增進

相互理解。粉紅碧璽有助於克服性愛時的抑制；它提供了對自己身體的信任，並且非常溫和地讓你接受向你展示的愛。這是一塊接受和釋放的石頭，為愛情和生活的新體驗鋪平道路。粉紅碧璽帶來最重要的愛——對自己的愛。

*   **西瓜碧璽**是綠色和粉紅色的特殊組合，是和諧與平衡的寶石。這種水晶是處理衝突時需要用到的水晶，讓你有能力愛自己和他人，理解並療癒。它是調解者的石頭，在此時此刻的世界，這比以往任何時候都更加重要。

*   **透明碧璽**有所有其他碧璽的能量。這顆透明的水晶觸及並開啟頂輪，透過同步經線在乙太體和身體之間產生協同作用。它可以增強免疫系統，已被用於療癒神經系統疾病。

綠松石 Turquoise

我們在此談論人類已知的最古老的石頭之一。埃及人喜歡綠松石護身符，並將它們送給死者。著名的法老圖坦卡蒙墓中到處都是綠松石、青金石、紅玉髓和雕刻石製的護身符，如聖甲蟲。埃及人在公元前3200年開始開採綠松石。在西奈半島，它一直受到許多古代民族的最高尊重。古代墨西哥人對這塊石頭給予了至高無上的尊重，只將其用於神明，它從來沒有被凡人佩戴過。

綠松石是一種銅基石頭，賦予它令人愉悅的藍綠色。這個英文名字來自一個詞，意思是「土耳其石頭」，因為它第一次是從土耳其沿著絲

綢之路來到歐洲。黑色脈紋標本被稱為納瓦霍綠松石，因其提供的接地性質而特別受歡迎。這顆石頭開啟心輪，也提供了一種以心為中心的特質，一種與他人的愛的連結。綠松石能釋放負面情緒並引出令人不安的振動，如果你用綠松石作為「牽引石」，我建議你在使用之後把它放在地上，因為大地可以吸收和處理你體內的消極情緒。

綠松石將幫助你找到最深刻、最真實的自我。它是一種靈魂石，可以激發和實實在在地提升脈輪。綠松石能調和個人能量，並將其投射到世界中。這種石頭給予人感激和慷慨，是友誼的象徵。綠松石遍布世界各地，在美洲原住民和亞洲傳統中備受推崇。這些古老的文化一直流傳至今，認為綠松石是大地和天空的代表。

這塊石頭的屬性既實用又具有靈性——可以點燃直覺，使佩戴者的神智走向完整。作為療癒水晶，可以輕輕地將綠松石放在患處，以快速緩解疼痛，對頭痛特別有幫助。以項鍊形式佩戴這顆石頭可以觸碰喉輪，促成高談闊論並讓人誠實。綠松石被視為熱愛地球的水晶，可幫助環境保護和留存。

綠簾花崗石 Unakite

綠簾花崗石是視覺之石，這顆來自南非的斑駁粉紅色石頭可幫助你透過無私的愛與全人類連結。綠簾花崗石能療癒分離的痛苦和被遺棄的傷口，並在身體和情感之間創造平衡。

綠簾花崗石幫助你活在當下，擺脫過去。這是一個心臟療癒石。綠簾花崗石有助於重生過程，也對孕婦有益——針對各種分娩方式。這是綠簾花崗石最美妙的方面：它產生自愛，並吸引和保留他人的愛。

極為稀有的岩石

氯銅礦 Atacmite——金星療癒者

氯銅礦是一種產自南半球（特別是澳大利亞、智利和中美洲）的稀有綠色晶體。與其他罕見的晶體一樣，氯銅礦最近才因其療癒能力而為人所知，並且被認為對生殖器、甲狀腺和神經有很大的幫助。傳說它有助於療癒占星中金星對應的疾病——皰疹和其他性病。

藍銅礦 Azurite——智慧寶石

在亞利桑那州發現的藍銅礦屬於孔雀石家族，但不太常見，它從其中所含的銅得到藍色。據傳，藍銅礦是賢者之石，因為被視為埃及的智慧寶石而享有古老聲譽，祭司和女祭司依靠它來加深靈魂意識。美麗的深藍色非常引人注目，在各個時代都受到通靈者的廣泛青睞，包括著名的埃德加‧凱西，他用藍銅礦來磨練自己的通靈能力。

在過去，藍銅礦素以修復大腦和幫助未出生嬰兒發育而著稱，其它似乎沒有什麼值得稱讚的。現在，佩戴它是為了放下過去並接受即將到來的事物，同時看到內心深處。藍銅礦對皮膚、骨骼、脾臟和甲狀腺都有好處。如果將這種冥想石作為戒指戴在右手上最有用。

藍錐礦 Benitoite——加利福尼亞州的瑰寶

這顆不起眼的寶石是迷人的。根據加州大學柏克萊分校的說法，藍錐礦僅在加利福尼亞州發現，但根據我的研究在比利時與美國西南部的部分地區也有發現。我傾向於同意這所受人尊敬的大學的說法，也就是說它是加州獨有的寶石；事實上，自1907年以來，藍錐礦一直是加利福尼亞州的瑰寶。它最初是在靠近聖貝尼托河源頭的地方被發現的，呈現出一系列深淺不一的藍色。起初人們以為它是一種藍寶石，因為最初的礦石出現美麗、有光澤的深藍色。有趣的是，X射線發現這種晶體的內部結構與地球上任何其他晶體都不同。藍錐礦也有螢光，在紫外線下會發出淡藍色的光芒。

這種神祕的石頭與紅黑色柱星葉石、白色鈉沸石和黃褐色矽鈉鋇鈰石有關，因為所有這些石頭都是在含有鐵、銫、鈦、鋇和錳的熱液作用下，在蛇紋石岩石的裂縫中形成的。美麗的藍色藍錐礦和嵌入白色鈉沸石中的紅黑色柱星葉石等標本是地球上最稀有的標本，僅在加利福尼亞的聖貝尼托河谷地區發現。

這樣稀有的石頭還有很多待發現的特性，目前已確定它對腦下垂體有正面影響，也是對草藥學家、植物學家和園丁有幫助的石頭。

提示和技巧：青金石的光

在埃及，以青金石雕刻的聖甲蟲數量是其他材質聖甲蟲的兩倍，因為石頭和甲蟲都代表了無限，而青金石聖甲蟲的主人將獲得長壽和光明的心靈。

藍紋瑪瑙 Blue Lace Agate——地球石

自從1968年阿波羅八號拍攝地球與月球並列的著名照片以來，藍紋瑪瑙與太空中所看到的地球很相似，因而獲得空前歡迎。這顆石頭比較新，大約在四十年前才被發現。大多數瑪瑙都很常見，但藍色的寶石較少見。這塊石頭是由液化二氧化矽和青石棉形成，其花邊圖案來自幾個世紀的加熱和冷卻所造成的裂縫層疊。這種淡藍寶藏在蘇格蘭安格斯有重要礦源，在北美則很少見。

藍紋瑪瑙是一種鎮靜劑，可用於冥想以實踐更高的意識。它被認為能夠開啟第三隻眼，進而促進更大的靈性，以及頂輪、喉嚨和心臟的協調。它還可以幫助治療胰腺、微血管和神經的疾病。粉末形式的靈藥還可以幫助骨骼，也可以佩戴藍紋瑪瑙以更快療癒骨折和骨裂，並緩解關節炎症狀。

技巧和竅門：創意水晶

對藝術家和音樂家最有好處的兩種寶石是紫水晶和海水藍寶：吸收這些晶體的顏色光線或振動會刺激大腦皮層。

堪薩斯神石／波吉石 Boji Stone——千禧礦物

這種礦物在堪薩斯州的一個小地區被發現，因其在千禧年前廣受歡迎而得名。

它是一種罕見的白鐵礦結核，非常脆弱，過度暴露在空氣中會碎裂。

紫龍晶／查羅石Charoite——俄羅斯稀寶

我們持續在發現新的水晶和寶石，這是對地球的見證。紫龍晶是西方最近發現的珍寶，直至1978年才發現它的存在，但俄羅斯人在1947年就於西伯利亞中部的查拉河谷發現了它。實際上，這顆紫色石頭的波浪形圖案就像一條奔流的河流。紫龍晶僅見於俄羅斯貝加爾湖北端的部分地區，是一種強烈的紫色。由於這是一個相對新穎的發現，我們仍在探索更多關於紫龍晶的知識，但已知它是一種清潔和淨化的石頭，它也迅速獲得深度轉變之石的名聲。紫龍晶被用於脈輪療癒，將頂輪和心輪結合。它是人體光環淨化器，幫助接地和整合。據說它有助於療癒與心臟、肝臟、眼睛和胰腺有關的

問題。這種美麗的紫色水晶可以為無條件的愛營造適合的氛圍，如要有效地使用紫龍晶，你應該將它放在你的心臟上。

空晶石 Chiastolite——十字軍之石

空晶石是在中國、斯里蘭卡和巴西開採的一種特殊紅柱石。使空晶石與眾不同的是石頭中的深色粘土和碳質內含物，通常是黑色或棕色的。這些內含物通常以十字架的形式對稱排列，因此獲得「十字軍之石」的稱號，黑色標本也被稱為鐵十字架。

空晶石是一種礦物質，有助於提高思維能力——批判性思維和分析能力。它被認為是創意之石且受到高度重視，並因其有助於將原創性與實用思維相結合而受到看重。這顆水晶會讓人靈光一現，並為你提供實現夢想的動力。就如它的名稱「十字軍之石」（想想聖殿騎士！）一樣，空晶石會為謎團帶來答案。它被形而上學家用來協助星體旅行；它也是嬗變、死亡和重生的象徵；很大程度上是代表改變的石頭。療癒師相信它可以幫助退燒，甚至可以修復任何材料！這顆重要的石頭得到極大的關注，也許就是因為它的十字記號，讓它與世界上的其他岩石有所不同。

技巧和竅門：深度紀律

如果你偶爾會難以自律或拖延病發，黑碧璽就是你的最佳選擇，這是

所有黑色寶石中最有幫助的，能激發內在的力量去處理所有事情。它會讓你認真、自我控制、穩定，請在需要持久力時佩戴黑碧璽。

黃水晶 Citrine──茶晶

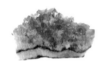這是橙色或黃色的石英，在自然界中其實相當罕見，你在市場上常看到的黃水晶是經過加熱的石英──來自低階紫水晶或經高溫蒸煮的煙晶，以讓它們在珠寶店中更有價值，透過這些假黃水晶才有的偏紅橙色調可以判斷真假；另一方面，真正的黃水晶可能是從紫水晶形式開始它的自然生命，隨後因大自然之母親自操刀的地震或火山活動進行加熱。紫黃晶是我最喜歡的寶石之一：一半是紫水晶，一半是黃水晶。

真正的黃水晶產於法國、巴西、俄羅斯、英國和北美。黃水晶經常被誤認為是托帕石，這是一種金錢價值更高的寶石。有些經銷商會欺騙天真的收藏家，將黃水晶當作托帕石出售。黃水晶在石英家族的姐妹是紫色的紫水晶、混濁白色的乳白晶、清澈品種的白水晶、漂亮粉紅色的粉晶、以及顏色範圍從灰到棕的煙晶。黃水晶又稱為茶晶，是11月壽星的誕生石，有助於緩解胃痛。它是一種有助於提高思維清晰度和創造力的水晶，能增強注意力、克服記憶力不佳的問題。黃水晶還是一種人體光環保護器，能觸及脈輪系統，甚至有助於修復光環中的漏洞。它能打開本我輪和臍輪並點亮頂輪。如果在工作或處理金錢時以戒指形式佩戴黃水晶，會特別美好。

你應該在工作場所放一大顆黃水晶，它可以讓你聽到並接受建設性的批評。印度商人會在商店和市集放黃水晶，用來吸引金錢和財富，最快速的風水療方是在你的金錢角落放一簇黃水晶晶體。黃水晶也非常適合放在家裡，因為它是環境和乙太體的清潔劑。黃水晶可以幫助維持陰陽能量之間的平衡。

黃水晶是必不可少的寶石，它能幫助平靜心情，帶來幸福的感覺。黃水晶讓所有人都想變得更活躍，是一種強大的動力石。更大的成功、更好的健康和更多的錢？請無時無刻都給我黃水晶！

克立德水晶／氟鋁石膏Creedite——感知力量

這是一種罕見的硫酸鹽，通常發現於高度氧化的礦石中，可見於北美，特別是墨西哥。通常是白色的，但偶爾會呈現鈷藍色或紫色。它在濃郁的紫色中最美麗，出現在不尋常的水晶型態中。克立德水晶是一種身體淨化劑和解毒劑，鼓勵自我表達，可以提高自我理解並加深對他人的感知能力。

矽硼鈣石 Datolite——區分線

礦物收藏家們喜歡矽硼鈣石，它的英文名字來自希臘文dateishtai，意思是「分裂」。矽硼鈣石是一種相當脆弱的岩石，這個名字無疑在指因其氫氧化硼矽酸鈣的成份而易碎的特

性。它會是綠色、黃色或棕色，橙色、紅色，灰色則比較少見。矽硼鈣石在1806年於美國康涅狄格河谷首次被發現，但後來在俄羅斯、加拿大、墨西哥、挪威、非洲和密西根州都有蹤跡。矽硼鈣石有一系列姐妹石，包括瓷硼鈣石、矽鈹釔礦和矽鈹釔礦，有時會以片狀形式出現。矽硼鈣石最常見的樣子是一個大結節，在極少數情況下會是面晶體。粉紅色的矽硼鈣石有一個甜美的名字——「糖石」。

透視石／綠銅礦／翠銅礦 Dioptase——美麗與平衡

透視石是一種活力石，可以淨化所有脈輪，為心思、身體和靈魂注入活力。這種美麗的祖母綠礦物通常以晶體的形式出現在伊朗、納米比亞、祕魯、智利、馬達加斯加、俄羅斯和南非。雖然我們對它的了解還不多，但它是這個時代最好的療癒石之一，散發出非常平靜的能量。人們也一直在嘗試用它來緩解疼痛和降低高血壓。關於透視石的最新發現是：它可以幫助療癒細胞疾病和免疫問題。據說它可以活化T細胞的產生。它還為梅尼爾氏症患者提供了喘息的機會。透視石是一種非常罕見的石頭，可以同時鎮靜和提供能量，使能量密集，舒緩精神壓力，緩解偏頭痛。透視石另一個奇妙面向是，這顆石頭會引發前世回憶，並使人們能夠活在當下——這是兩個相反但又極度正面的事情。但我最喜歡的透視石特性是它有助於解決愛情問題。這塊石頭能療癒一顆破碎的心，並敞開心房，接受更高的愛。

天青石 Lazulite —— 天堂之石

天青石來自阿拉伯文中的「天堂」一詞，因其美麗的天藍色而得名。它也會出現漂亮的海洋藍色或綠色，是另一種尚未成為主流的寶石，但因為它的隱晦和稀有性，可能也不會有成為人氣王的一天。天青石可以在整個北美以及巴西和阿富汗各地被找到，它是一種鎮靜水晶，在健康方面是血液和免疫系統的過濾和淨化劑。

我預言，一旦人們發現天青石是一種能增強組織能力的石頭，它就會變得非常流行。風水、整理和組織似乎在我們當前的文化中佔據了真正的主導地位，所以，請幫我宣傳一下——用天青石讓你開始行動吧！天青石可以清除阻礙，並幫助你在腦海中排列想法，這樣你就可以在現實世界中執行計畫。雖然天青石有助於組織，但它也可以避免強迫性或上癮的人格行為，非常適合用於停止擔憂。

帶著天青石一起冥想將幫助你增加自我價值感，同樣的水晶性質也可以打破妨礙你創造力和交流的障礙。就我個人來說，我覺得我需要用天青石築起屬於我的一方天地。

鋰雲母 Lepidolite——放手之石

 鋰雲母應該被稱為放手之石，就像一股清新微風吹進一個充滿沈悶空氣的房間。鋰雲母靈藥可以用來處理成癮行為，或作為一種讓自己擺脫不合時宜或不健康舊習慣的絕妙方法。這種罕見的雲母是一種鋰礦石，近期才加入寶石和礦石市場。它的外觀有光澤，呈板狀，通常是漂亮的珍珠粉紅色或紫色，有時候會是白色，極少數情況下會出現灰色或黃色。這種礦物產於巴西、俄羅斯、加利福尼亞和非洲部分地區。我最喜歡的標本是單片且大塊的漂亮雲母，它們被稱為「書本」，是一種令人難忘的紫羅蘭色。

鋰雲母是處理憤怒問題的好石頭，可以撫慰未解決的憎怨、仇恨和挫折。它是另一種精神石，可以放大思想。鋰雲母幾乎就像一顆仙石，可以吸引正能量，提神醒腦，增加直覺。這是強大的脈輪療癒石，特別是對於心輪和海底輪。這顆石頭最重要的用途之一是療癒遺傳基因問題，但要非常小心處理。鋰雲母是如此強大，你甚至可以用它來幫助治療躁鬱症和精神分裂症。雖然我的夢通常都是愉快的雙魚座夢境，但也經常出現令人不安的噩夢，鋰雲母可以針對此給予我幫助。

如果你有幸遇到一顆與紅碧璽融合的鋰雲母，那麼你就真的擁有了一顆稀有石頭，它的威力是任何鋰雲母的兩倍。這種紫紅色雲母是乙太體的指揮調諧器，可提高你頭腦中能量的頻率、調性和音高。脈輪療癒師曾表示，鋰雲母會以一種溫和而深刻的藥用方式將能量從心輪傳

送到頂輪，然後再返回，強化將乙太體連接到我們的身體、靈魂以及此時此地的「繩索」。

技巧和竅門：鋰雲母好運

一種處理負面和強烈情緒的快速方法是將一些鋰雲母石放在一個圓圈中，並在圓圈的中心點燃一支粉紅色的蠟燭。請左手拿著一顆鋰雲母，專注於靈魂和心理上的阻礙。對於每個問題、感受或擔憂，請說：「我釋放___。」想像問題進入你左手的石頭。當你感到充滿平靜的能量時，將粉紅色的石頭放在房子外面（沒人會去撿它的地方），並且認知到自己已經擺脫你的家、個人空間和這些煩惱的心思！每當你覺得需要時，使用鋰雲母吧！

蘇打石／藍紋石／方鈉石 Sodalite——說真話的石頭

蘇打石是說真話的石頭，你在配戴它時別無選擇，只能表達內心以及你所知道真實和正確的內容。這是一塊誠意之石。這種藍色水晶是一種比較稀有的岩石，目前世界上已知的蘇打石礦床只有四個地點：於1892年首次發現的安大略的班克羅夫特鎮、加拿大有兩個地點和緬因州。蘇打石以其高鈉含量而得名，是火山活動的結果，其中的霞石被氯化鈉淹沒，使這顆石頭擁有無與倫比的寶藍色，切割後可製成精美的寶石。這很可能是蘇打石能成為環境淨化劑、減少放射性污染的原因。

蘇打石是一種平衡劑和光環淨化劑，它也是一個簡化協助者，向你展示如何重組你的生活、減輕壓力和減少浪費時間和精力。有了這顆水晶，你將在靈魂層面實現適合你的目標。它是一種精神水晶，可以幫助突觸順利啟動、協助你保有智慧。蘇打石會影響大腦的兩半球：理性的線性半球和富有想像力的直覺半球。這種稀有的岩石有罕見的能力，可以為你提供絕佳的點子以及實現它們的動力和計劃能力。蘇打石適合優柔寡斷和容易混淆的人，如果你必須做出重要決定，請用蘇打石進行冥想，你將得出完全正確的解決方案。這塊石頭非常適合交流，適合任何進行公開演講的人，它提供自信和創造力，可以更自由、更誠實地表達自己。

蘇打石是一種流行的雕刻石，它正在成為流行的珠寶。療癒師用它來幫助解決消化問題和治療糖尿病。它非常適合以魔杖形式製成按摩工具，或者做成可以輕輕在身體上推行的球或蛋形。製成靈藥可以給人信心，幫助淋巴瘤，減緩炎症。如果你覺得自己太忙了、生活有點太複雜了，那就在工作中佩戴蘇打石吧。你會獲得清晰透徹的感受！

捷克隕石 Martian Moldavite

這是一顆如此罕見的岩石，它來自外星球！隕石是唯一已知的來自外太空的寶石級晶體。大約2000萬年前，捷克的摩爾多谷發生了一場流星雨，帶來迄今唯一已知的捷克隕石。身為一名中世紀學者，我發現與聖杯和捷克隕石傳說的連結非常

重要。首先，亞瑟王的聖劍「王者之劍」據說是用隕石的鐵鍛造而成的。在沃爾夫拉姆・馮・埃申巴赫的《帕西法爾》中，聖杯是lapsit exillis（來自天堂的石頭）。許多其他理論將捷克隕石與哲人之石畫上等號，這是所有煉金術士長期尋求的智慧之源，甚至被認為可能是穆斯林信仰中心麥加的伊斯蘭教聖石。

如上所述，人們普遍認為捷克隕石是有助於人類進化的寶石之一。我聽說過許多關於捷克隕石的神奇故事，老實說，我是直到我的朋友比爾・科克借我由羅伯特・西蒙斯（Robert Simmons）和凱西・華納（Kathy Warner）合著的《捷克隕石：星形轉變之石》，我才相信這些故事。我在讀完這本書後變得很好奇；我覺得自己必須擁有一些捷克隕石。凱西・華納寫道，她從石頭中獲得了直接的靈性連結和成長，以及這顆石頭如何幫助她在沒有錢、沒有計劃、只有幾顆石頭和滿滿的信心之下，在麻薩諸塞州格洛斯特郡開一家水晶店「天堂與地球」。我也對作者講述顧客來訪商店的故事感到震驚：他們常常在四處瀏覽之餘與深綠色的似曜岩有了一段不可思議的相遇情節。凱西甚至為被隕石衝擊的物理反應取名──人們會出汗、臉紅、或笑或哭。但真正讓我好奇的是羅伯特講述自己與捷克隕石之間的故事，他在一開始的好幾個月都對捷克隕石毫無反應，但經過耐心的冥想，他獲得了巨大的靈性覺醒。羅伯特的故事引發了我的懷疑心態，如果我取得了一些捷克隕石，但它對我沒有影響，怎麼辦？好吧，以防萬一，我可以從羅伯特遲來的頓悟中得到安慰。

因此，那位提點我注意捷克隕石的朋友去了舊金山的「通靈之眼」商店，得到了一顆美麗的綠銀，並在我寫這本書的時候把它帶回來給我。我把它從袋子裡拿出來摸了摸，注意到它的感覺就像一塊有紋理的塑膠。比爾用迷人的笑容看著我，眼中閃爍著光芒，告訴我——他為我們的幾位朋友買了一些捷克隕石。他看起來很興奮，比爾是一個捷克隕石新手，只要有捷克隕石在身邊就已經讓他非常快樂了。他為自己買了一個捷克隕石吊墜，他向我展現他如何將它作為頭帶佩戴，我注意到捷克隕石落在比爾第三隻眼的正確位置。我真的沒有任何感覺，但它確實迅速從我手中吸收了熱量，並且似乎保留了熱。無論如何，我感到很失望，因為我沒有像我在《捷克隕石》一書中讀到的那種反應。畢竟，我希望感到振奮和欣喜若狂。誰不是這樣呢？

隔天，我要去舊金山唐人街的一個地方參加自己的生日派對，那個地方叫「李白」，是以中國偉大的醉仙詩人之名命名。除了有點骯髒之外，這個酒吧再現了洞穴中的佛教聖地，裡面有燈籠、香火和許多神聖的標記，包括一些神話般的佛像。我很期待這個聚會，但也因為擔心這本書的死線將近感到壓力很大，也一如既往地，關心朋友的快樂勝過自己的快樂。

那天早上我帶著奇怪的感覺醒來，無法去辦公室寫作。過去四個月來，我每週工作七天，為自己安排了嚴格的每日字數目標，如果我不寫出最低字數，就會感到自責，本來就很大的壓力值倍增。我原本計劃工作一整天，然後去參加聚會。到了中午，我感到又熱又不舒服。

我試著閱讀，但無法專注於任何事情。到了晚上，我已經發高燒了，連續兩天幾乎神智不清。我錯過了幾天的工作，放棄了我可以為這本書寫多少進度的想法。我不得不屈服於我的身體，放手一切。我聽說派對很有趣，每個人都相處得很好。對我來說，身為強迫社交人士和過度付出者，不參加自己的生日聚會是無法想像的事情。有趣的是，它就這樣發生了，沒有世界末日。但令人驚奇的是，我居然能把健康和我自己放在首位了。

之後，我不知何故變得更輕鬆，感覺變得清晰。儘管我在各個專案和工作上遠遠落後，但我並不擔心，我知道他們會及時完成。

當我躺在床上、甚至無法拿起遙控器來操作電視時，我燒燙的腦袋閃過一個念頭——會不會是隕石？這似乎是一個愚蠢的想法，我想我只是感染到一種非常突然的流感。我把羅伯特和凱西的書留在辦公室的書桌上，我想我會重新閱讀與捷克隕石相遇的篇章，看看是否有人有類似的反應。這是我翻閱此書時發現的內容：「對於許多人來說，似乎也有一個淨化過程。捷克隕石的能量首先會到達有阻塞的地方，當這些阻礙被釋放後，通常會有一種愉快的輕鬆情緒。」

我接著讀了許多故事，這些人起初感到不舒服、或者覺得他們打開了一扇通向嶄新現實的大門；有些人辭去讓他們痛苦的工作、擺脫有害的關係、搬到全國各地、做出許多巨大變化。無論變化是什麼，捷克隕石的轉變都不可逆，而且絕對毫無疑問。

在撰寫這本書的最後，我一直把捷克隕石放在書桌上，我計劃透過冥想進一步探索我的捷克隕石。我已經準備好擺脫很多舊習慣、舊意識，並清理我的「感知之門」。

我鼓勵你也這麼做！

你現在順利地進入水晶和寶石的迷人領域，你知道哪些石頭會讓你平靜、哪些水晶可以療癒自己、哪些石頭會給你帶來愛情和金錢。你的老闆永遠不會知道，你辦公桌上可愛的水晶標本是你成為他最優秀員工的原因之一；你的男朋友可以在不知道你偷偷使用性感紅玉髓項鍊的情況下繼續過日子；你挑剔的鄰居永遠不會意識到你用窗戶上的煤玉方尖碑把他拒於門外。你生活中的所有大小改善，現在都成為你獨特商業祕密和工具的一部分，帶領你擁有一段真正神奇的人生。

願祝福屬於你！

水晶寶石應用全書

收錄超過 200 種寶石介紹，超過 600 種應用技巧，解讀礦石中的占星知識與療癒能量

THE MAGIC OF CRYSTALS AND GEMS
UNLOCKING THE SUPERNATURAL POWER OF STONES

作者	塞里德文‧格林利夫（Cerridwen Greenleaf）
翻譯	梵妮莎
責任編輯	謝惠怡
美術設計	郭家振
行銷企劃	謝宜瑾
發行人	何飛鵬
事業群總經理	李淑霞
副社長	林佳育
主編	葉承享
出版	城邦文化事業股份有限公司 麥浩斯出版
E-mail	cs@myhomelife.com.tw
地址	104 台北市中山區民生東路二段 141 號 6 樓
電話	02-2500-7578
發行	英屬蓋曼群島商家庭傳媒股份有限公司城邦分公司
地址	104 台北市中山區民生東路二段 141 號 6 樓
讀者服務專線	0800-020-299（09:30 ～ 12:00; 13:30 ～ 17:00）
讀者服務傳真	02-2517-0999
讀者服務信箱	Email: csc@cite.com.tw
劃撥帳號	1983-3516
劃撥戶名	英屬蓋曼群島商家庭傳媒股份有限公司城邦分公司
香港發行	城邦（香港）出版集團有限公司
地址	香港灣仔駱克道 193 號東超商業中心 1 樓
電話	852-2508-6231
傳真	852-2578-9337
馬新發行	城邦（馬新）出版集團 Cite（M）Sdn. Bhd.
地址	41, Jalan Radin Anum, Bandar Baru Sri Petaling, 57000 Kuala Lumpur, Malaysia.
電話	603-90578822
傳真	603-90576622
總經銷	聯合發行股份有限公司
電話	02-29178022
傳真	02-29156275
製版印刷	凱林印刷傳媒股份有限公司
定價	新台幣 499 元／港幣 166 元
ISBN	978-986-408-773-0

2022 年 1 月初版一刷‧Printed In Taiwan
版權所有‧翻印必究（缺頁或破損請寄回更換）

國家圖書館出版品預行編目（CIP）資料

水晶寶石應用全書：收錄超過 200 種寶石介紹，超過 600 種應用技巧，解讀礦石中的占星知識與療癒能量／塞里德文‧格林利夫 (Cerridwen Greenleaf) 作；梵妮莎翻譯. -- 初版. -- 臺北市：城邦文化事業股份有限公司麥浩斯出版：英屬蓋曼群島商家庭傳媒股份有限公司城邦分公司發行，2022.1
面；　公分
譯自：The magic of crystals and gems : unlocking the supernatural power of stones
ISBN 978-986-408-773-0(平裝)

1.CST: 另類療法 2.CST: 水晶 3.CST: 寶石 4.CST: 能量

418.99　　　　　　　　　　　　110021900